《図解による本書のまとめ》

牛乳の組成と健康被害の実態

（矢印の先は、それぞれの成分と混入物が引き起こすおそれのある健康被害）

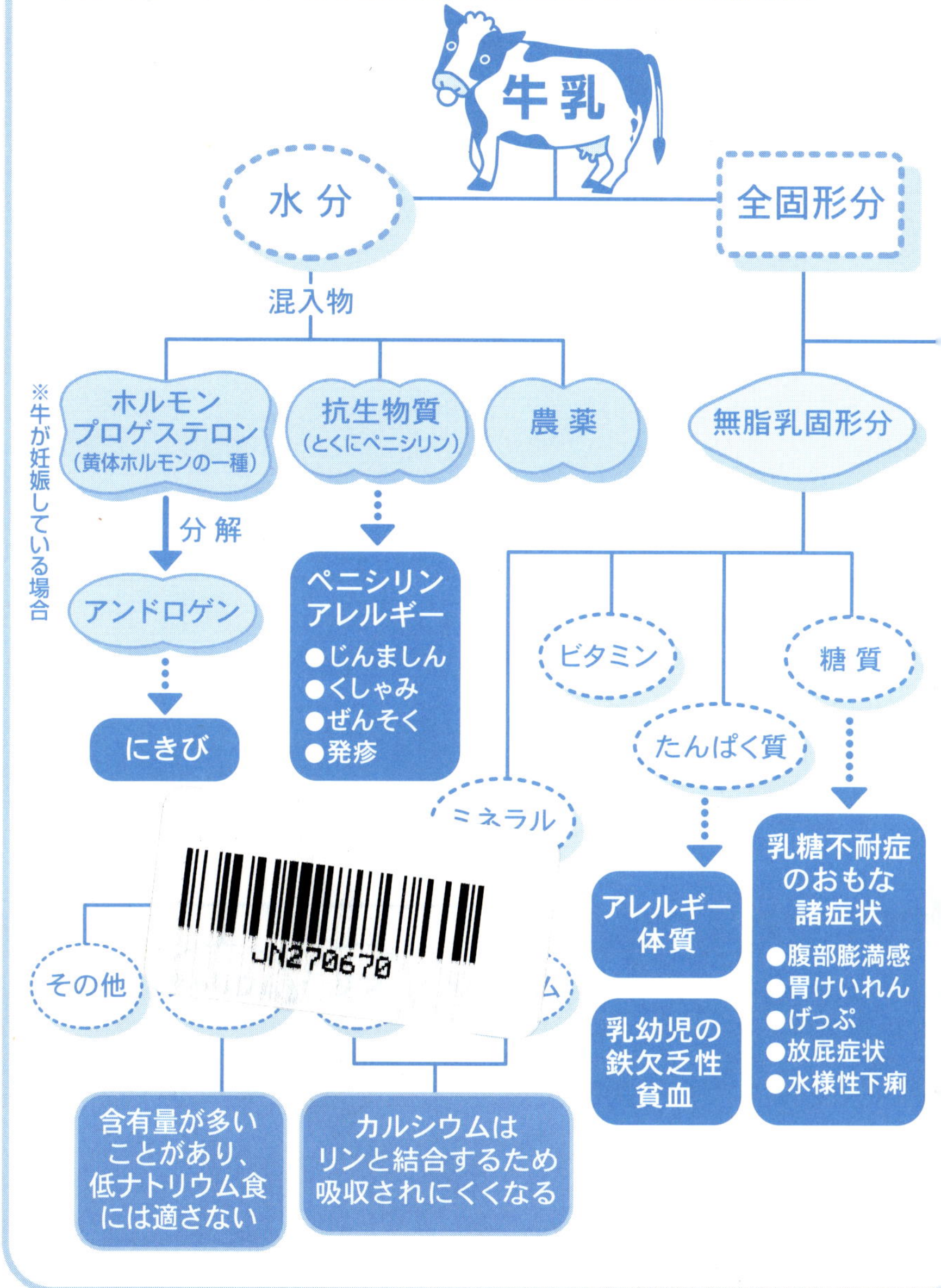

Don't Drink Your Milk!

New Frightening Medical Facts about the World's Most Overrated Nutrient

牛乳には危険がいっぱい?

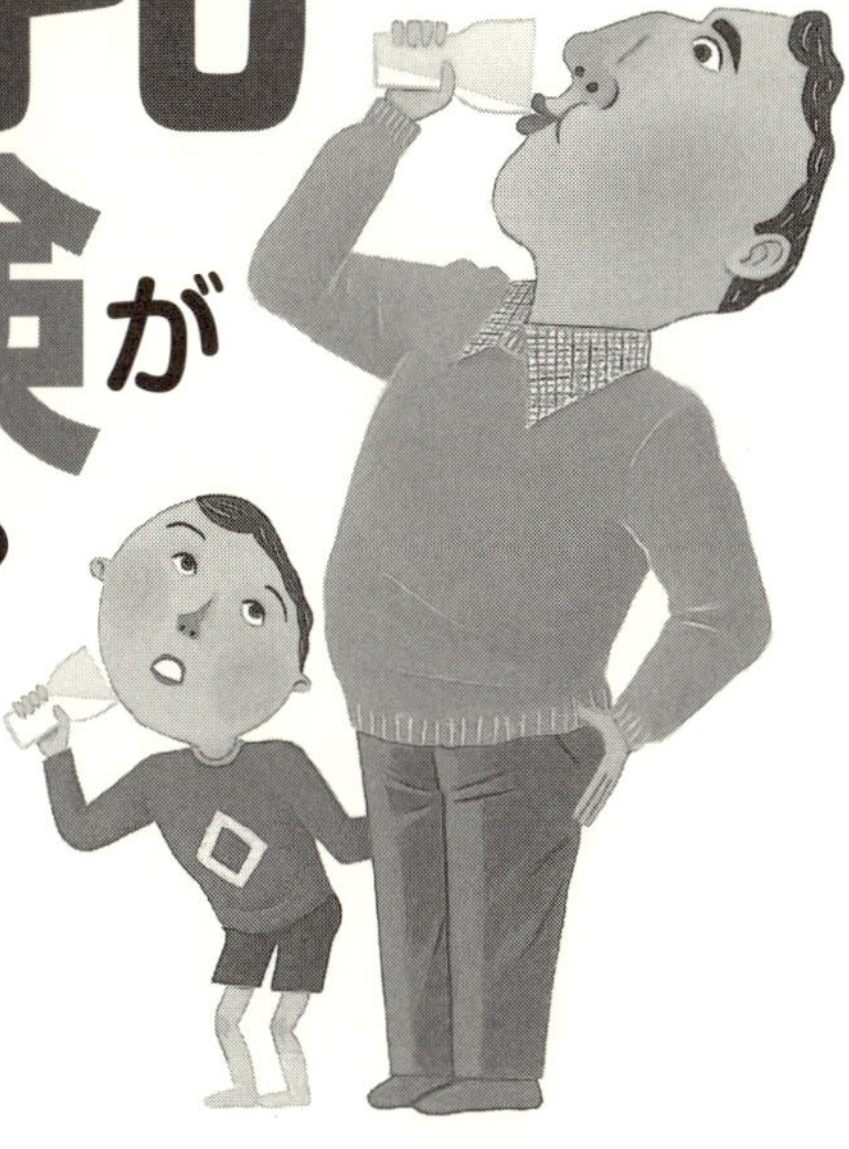

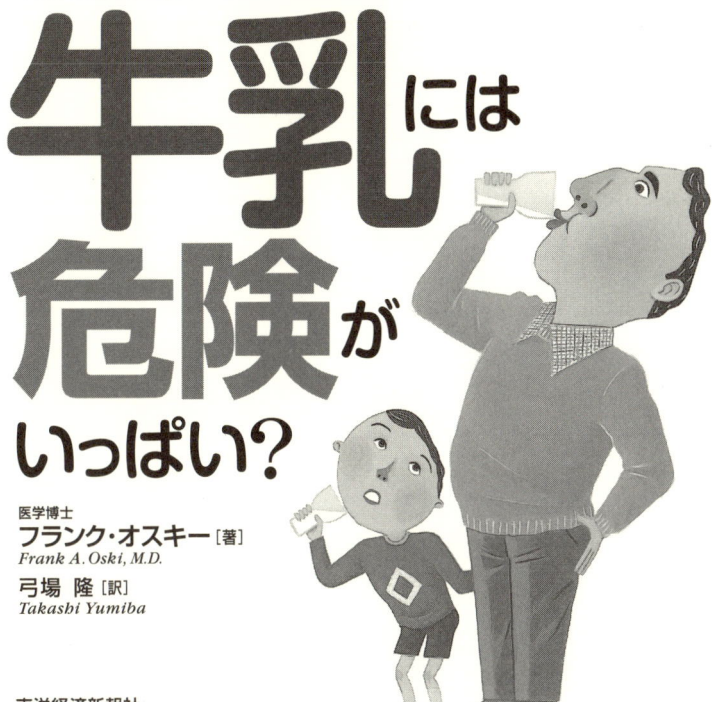

医学博士
フランク・オスキー［著］
Frank A. Oski, M.D.
弓場 隆［訳］
Takashi Yumiba

東洋経済新報社

「牛乳はあくまでも子牛のための食料である」
と私にはじめて教えてくれた
ルイス・バーネス博士に本書を捧げる。

Original Title
DON'T DRINK YOUR MILK!:
New Frightening Medical Facts about the World's Most
Overrated Nutrient
by Frank A. Oski, M.D.

まえがき

末の娘が小学二年生だったときのことです。ある日の午後、目に涙を浮かべ納得のいかない表情で家に帰ってきました。小テストで満点がとれなかったらしいのです。そこで私はテストのおさらいを手伝ってやることにしました。そのテストには読解力のチェックとして次のように質問が三つ並んでいて、たんに「イエス」か「ノー」で答えさせる形式になっていました。

1. ウサギは手袋をつくれますか?
2. 魚はウサギのようにピョンピョン飛び跳ねることができますか?
3. 男の子も女の子もみんな、牛乳を飲むべきですか?

この三つの質問に対し、娘はいずれも「ノー」と答えました。すると先生は、牛乳を否定するような答案を認めるわけにはいかないと考えて、娘の3の答えを不正解と判断したのです。しかし、わが家では以前から、「人間は牛の乳を飲む必要はない。実際、多くの人にとって、牛乳はたいへん健康に悪いんだよ」としつけていました。

娘の先生はそれを聞いて驚いたそうです。きっと、私のことを頭のおかしい変わり者だと思ったに違いありません。

アメリカでは牛乳に異議を唱えると変人扱いされますが、この現象は容易に理解できます。酪農・乳業界が宣伝活動を展開すると同時に政治的圧力をかけているからです。多くの人は幼いころ、母親から「さあ、早く牛乳を飲みなさい」といわれた記憶があるはずです。また、先に紹介した小学二年生向けの読解力テストのような形式で、牛乳を飲むようにそれとなく指導された経験があるでしょう。

だれもが乳業各社のこんなキャッチフレーズを何度も聞いて、はっきりと記憶しているはずです。

「牛乳は自然の恵みです」

「牛乳は完全食品です」
「牛乳はみんなに必要です」

この宣伝活動が功を奏して、アメリカでは食費の七分の一が牛乳・乳製品の購入にあてられています。アメリカ国内における牛乳・乳製品の年間個人消費量は平均約一七〇キログラム、食品群としては第二位です。ちなみに第一位は、肉・魚・卵の食品群です。一八〇〇万頭もの乳牛がアメリカ国内に存在するという現実は、酪農業がまさに巨大産業であることを雄弁に物語っています。

酪農・乳業界はまた、政治に絶大な影響力を行使しています。上下両院の議員の七人に一人が再選に必要な支援を酪農・乳業界から受けているのが実状です。

酪農業協同組合の基本戦略を紹介しましょう。

●議会に圧力をかけて牛乳の価格を高く維持する
●州と連邦の多くの法律によって利益を確保する
●組合に加入している酪農家から牛乳四五キログラムにつき五セントを徴収し、牛乳

のあらゆる販促活動の継続に使う

全米酪農・乳業協議会のトーマス・アンゴット会長は会員に対し、デトロイトのような失業率の高い地域ですら、業界の効果的な販促活動のおかげで「牛乳・乳製品の売り上げは昨今の不況下でも堅調に伸びている」と誇らしげに語っています。

しかし最近になって、ますます多くの医師と一般市民が、長年にわたり人びとの意識の根底にまで染みついた牛乳の価値に対する信念を疑問視するようになり、連邦取引委員会までがこの点を再検討するようになっています。

医学博士　フランク・オスキー

『牛乳には危険がいっぱい?』目次

まえがき……3

序章　この世でもっとも過大評価されている食品の実態……11
牛乳による健康被害の実態　12／牛乳の特殊な組成　13

第1章　牛乳の糖質は、消化器症状を引き起こしやすい……17
胃腸の不快感の本当の原因　18／乳糖を消化するための人体のメカニズム　20／人類の大多数は乳糖不耐症　23
アメリカ政府の隠ぺい体質　27
乳糖不耐症の簡単かつ確実な解決策　30

第2章 牛乳のたんぱく質は、アレルギー体質をつくりやすい……35
牛乳アレルギーが多発している理由 36／牛乳の被害者は莫大な数にのぼる 37
鉄欠乏性貧血を引き起こすメカニズム 40／牛乳アレルギーの発症頻度 41
牛乳と虫垂炎の因果関係 46／自然の摂理に反する現代人の生活習慣 50

第3章 牛乳の脂肪は、心筋梗塞・脳卒中・がんのリスクを高める……55
全国民の命にかかわる大問題 56／死を招く最大の危険因子は何か？ 60
心筋梗塞を予防する食生活とは？ 65／高脂肪食とがんの因果関係 68
脂肪を摂取しすぎる現代人の食生活 70

第4章 人工ミルクは赤ん坊を病気にかかりやすくする……75
人工栄養児の悲惨な死亡率 76
哺育法を金儲けの対象にしたことのツケ 82

第5章 牛乳はカルシウム源として不適切……91
カルシウム所要量の落とし穴 92／骨粗鬆症の実態 94
牛乳よりも好ましいカルシウム源となる食品 97

第6章　牛乳にありがちな風味の劣化と細菌の汚染……99
牛乳の風味の問題　100／牛乳の細菌汚染の問題　102
残留農薬の毒性の問題　104／牛乳とにきびの関係　106

第7章　難病の原因は牛乳だった……111
牛乳は白血病を引き起こす？　112
多発性硬化症と牛乳の関係　115
筋萎縮性側索硬化症　117／未成年者のリューマチ性関節炎　118
反社会的行動　119／牛乳と虫歯の関係　120

第8章　事実を歪曲している牛乳の宣伝と報道……123
連邦取引委員会の判断　124／有名人を利用した無節操な販促活動　125
消費者に利益をもたらさない宣伝　127
国民の牛乳信仰はどうやって生まれたか　129

第9章　牛乳は青少年の精神面に悪影響を及ぼす……133
慢性疲労を訴える子どもたち　134／緊張性疲労症候群　136

第10章　牛乳は完全食品の名に値しない……141
理想的な哺育法のポイント　142
乳児期を過ぎた人の場合　146
牛乳が完全食品の名に値しない理由　150

巻末付録　牛乳に関する欧米の医学文献……153
訳者あとがき……173
引用・参考文献……2
原著者略歴……1

カバーイラスト――後藤範行
ブックデザイン――石渡君子
図版制作――完山清美
なかがわみさこ

序章

この世でもっとも過大評価されている食品の実態

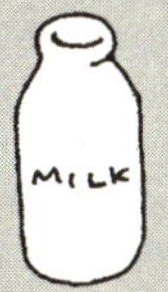

牛乳による健康被害の実態

事実を述べましょう。牛乳を飲むと、人体に次のような悪影響を及ぼすことが以前から指摘されています。

●乳幼児の鉄欠乏性貧血
●世界中の多くの人の胃けいれんと下痢
●さまざまな種類のアレルギー
●アテローム硬化と心臓発作のおもな原因になっている可能性

医師たちのあいだでは牛乳の潜在的な害についての議論がさかんになり、現役の小児科医で組織されている権威あるアメリカ小児科学会の栄養委員会が、「牛乳飲用の習慣はやめさせるべきか?」と題する報告書を発表しました。しかし、同委員会はこの疑問に対し、「場合によっては、やめさせたほうがいいかもしれない」と回答するにとどめました。とはいえ、こういう疑問が小児科学会の栄養委員会で取り上げられたということ自体、長年にわたり神聖視され日常の食生活の一部として親しまれてきた牛乳という製品について不安が高まっていることを示しています。

牛乳の特殊な組成

哺《ほ》乳動物によって乳汁組成がかなり異なるという事実は、一般の人びとのあいだではあまり知られていません。たとえば、ウシ、ヤギ、ゾウ、ラクダ、オオカミ、アザラシの乳汁は、糖質、たんぱく質、脂質、ミネラル（灰分《かいぶん》）の含有量に大きな差があります。哺乳動物の乳汁は、それぞれの種の乳児に最適の栄養を与えるようになっています。したがって、ヒトの乳汁（人乳）はほかの哺乳動物の乳汁とは異なっているのです。

一般に、ほとんどの哺乳動物は出生時体重の三倍になるまで母乳だけで成長します。ヒトの乳児の場合、それには約一年を要します。離乳期を過ぎても乳を飲みつづける哺乳動物は、ヒト（とペットのネコ）以外には存在しません。牛乳というのはあくまでも子牛のための食料であり、子牛はそれを飲んですくすくと育ちます。

世界の多くの地域、とくに東アジアやアフリカ、南米では、牛乳は成人が飲むには適さないと考えられています。哺乳動物の一般的基準に照らして考えるなら、これらの地域に暮らす人びとの嗜好が変わっているとはいえません。変わっているのは、むしろ欧米人の嗜好なのです。欧米人がどういう認識をもっていようと、自然の摂理にもっとも反することをしているのは中国やアフリカの人びとではありません。

牛乳はほかのすべての哺乳動物の乳汁と同様、三大栄養素を含んでいます。すなわち、糖質、たんぱく質、脂質です。この三大栄養素は、各種のビタミンとミネラルといっしょに液体中に浮遊しています。しかし現在、牛乳に含まれる三大栄養素は、どれをとっても、ヒトが栄養を摂取するうえで問題の一因になっているとして綿密な調査がおこなわれているところです。

一九七四年四月、連邦取引委員会はカリフォルニア牛乳生産者諮問委員会にクレームをつけました。その中には、「牛乳はみんなに必要です」というキャッチフレーズを

「欺瞞に満ちた、誤解を招く、不正な広告」とする非難文が含まれていました。マーク・スピッツ（オリンピックの水泳選手）、ビダ・ブルー（大リーグの投手）、レイ・ボルジャー（ダンサー）、アビゲイル・バン・ビューレン（人生相談の回答者）、フローレンス・ヘンダーソン（歌手）といった有名人による熱烈な賛辞を、同委員会は牛乳の食品価値について不正確な印象を与えると判断したのです。すると酪農・乳業界はすぐに表現を変えて、「牛乳にはみんなのための何かが含まれています」という新しいキャッチフレーズを発表しました。

なるほど、これなら表現上の問題はないでしょう。しかし、人びとは牛乳を飲む前に、その「何か」というのが、本当に摂取したくなるような代物なのかどうかを自問しなければなりません。

この章のポイント

●牛乳は小児の鉄欠乏性貧血の原因になるだけでなく、多くの人にとって胃けいれん、下痢、アレルギー、アテローム硬化、心臓発作の原因になる可能性がある。

●離乳期を過ぎても乳を飲みつづける哺乳動物は、ネコなどのペットを除けばヒト以外には存在しない。

●本来、子牛の食料である牛乳を自然の摂理に反して人間の食料に転用すると、人体にさまざまな問題を引き起こしやすい。

●牛乳に含まれる糖質、たんぱく質、脂質は、どれをとっても人体に悪影響を及ぼすおそれがある。

第1章

牛乳の糖質は、消化器症状を引き起こしやすい

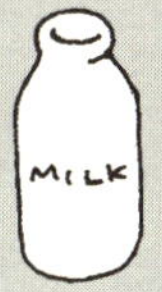

胃腸の不快感の本当の原因

一人息子が兵士として海外に派遣されたとき、エドワーズ夫人は四〇歳でした。夫は警官でしたが、強盗団との銃撃戦で亡くなっています。それだけに母親としては、一九歳になる息子も現地での銃撃戦で命を落とすのではないかと心配でなりません。息子からの手紙があまり来なくなるにつれて、彼女はみぞおちのあたりに漠然とした再発性の痛みを感じるようになりました。その後、痛みで夜中に目が覚めることもあり、激痛をしずめるために手でみぞおちのあたりをさする毎日です。

ある日、とうとうたまりかねて、かかりつけ医に「胸焼け」を診てもらいに行きました。医者は問診のあとで潰瘍《かいよう》を疑い、胃腸のレントゲン写真を撮るために大病院に行くよう指示しました。検査の結果、実際に十二指腸潰瘍であることが判明します。医者は薬を処方し、大量の牛乳を飲むよう指導しました。朝食と昼食のあいだ、昼食時、午後三時ごろ、夕食時、寝る前と、彼女は一日に合計コップ五杯の牛乳を飲みました。

この指導を順守したところ、数週間以内に腹痛は治まったのですが、今度は別の不快感に悩まされるようになります。持続的な腹部膨満感《ぼうまんかん》（おなかの張り）、周期的な胃けいれん、水様性下痢。それと、大量のガスが直腸から出るようになって、いつも恥ずかしい思いをさせられるのです。

再び医者に相談に行き、胃腸のレントゲン検査を受けたところ、潰瘍はすでに治っていました。そこで医者はこんなふうに指導したのです。

「あなたの現在の体調不良は、息子さんの安否をいつも気づかっているために起こる大腸の不調が原因です。もしこの状態がつづくようでしたら、精神科を受診することをお勧めします。とりあえず、お薬はずっと飲んでください。また、潰瘍の再発を防ぐ食事療法もこのままつづけてください」

たまたま彼女は、同じような胃けいれん、腹部膨満感、放屁《ひ》症状に悩む女性と知り合い、話し合いました。その女性を診察した医者は、問題の原因は「乳糖不耐症」とよばれるもので、牛乳を飲むことによって起こる症状であると説明したというのです。それを聞いたエドワーズ夫人は、精神科医に相談するよりも牛乳を飲むのをやめたほうが得策だと考え、実際にそうすることにしました。すると、どうでしょう。それらの症状は一夜にして消えてなくなったのです。

このような事例はめずらしいことではありません。牛乳を飲む習慣は、現実に消化器症状を引き起こしやすいからです。じつは、世界中の四歳以上の人びとの大多数は乳糖不耐症なのです。

乳糖を消化するための人体のメカニズム

乳糖不耐症とは、何なのでしょうか？　牛乳とどんな関係にあるのでしょうか？

乳糖とは、牛乳に含まれているおもな糖質（炭水化物）のことです。乳糖は二糖類で、ブドウ糖（グルコース）とガラクトースという二つの単糖類から構成されています。

乳糖は、乳腺《せん》の腺細胞だけでつくられます。したがって、乳糖を含んでいる物質は哺乳動物の乳汁のほかには存在しません。乳糖やその他の糖質をいっさい含まない乳汁を分泌する哺乳動物は、アシカ、アザラシ、オットセイ、セイウチだけです。一リットルあたりの乳糖の含有量は、人乳で約七五グラム、牛乳で約四五グラムです。

牛乳を飲んだあとで、乳糖が腸管から吸収されて血液に流入するには、二つの単糖類にまず分解されなければなりません。それには、乳糖を分解する酵素であるラクターゼが必要になります（図表１）。ラクターゼは腸管の上部の細胞に存在し、それがもっとも多く集まっているのが、小腸の中ほどにある空腸とよばれる部分です。

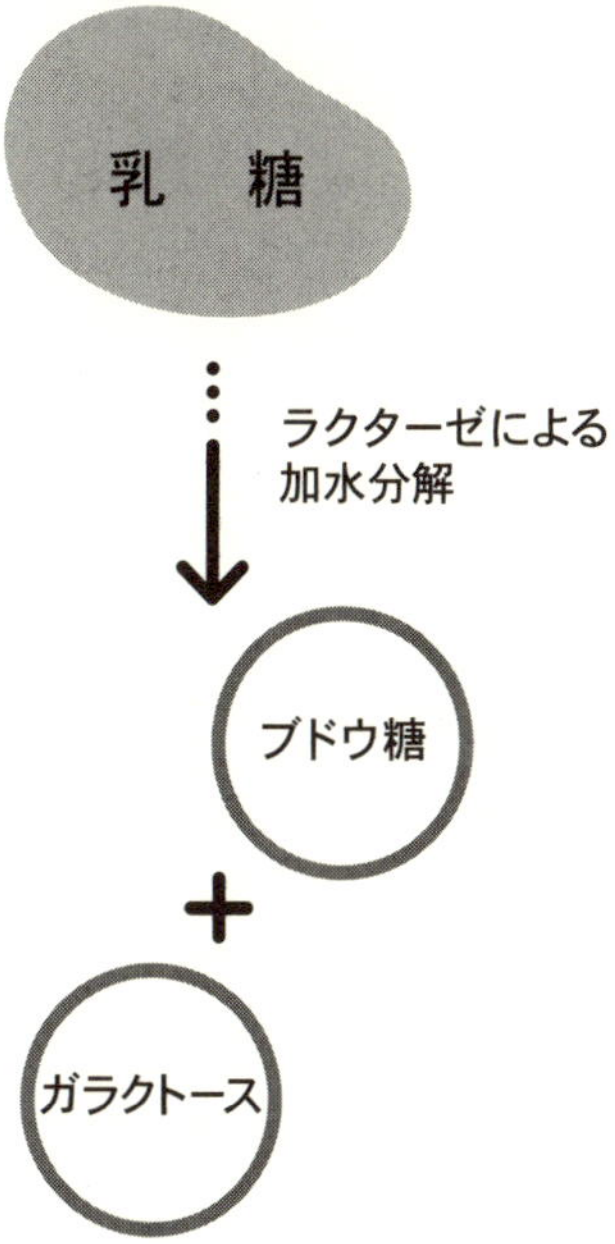

図表1　乳糖の体内での反応
（乳糖を消化できる場合）

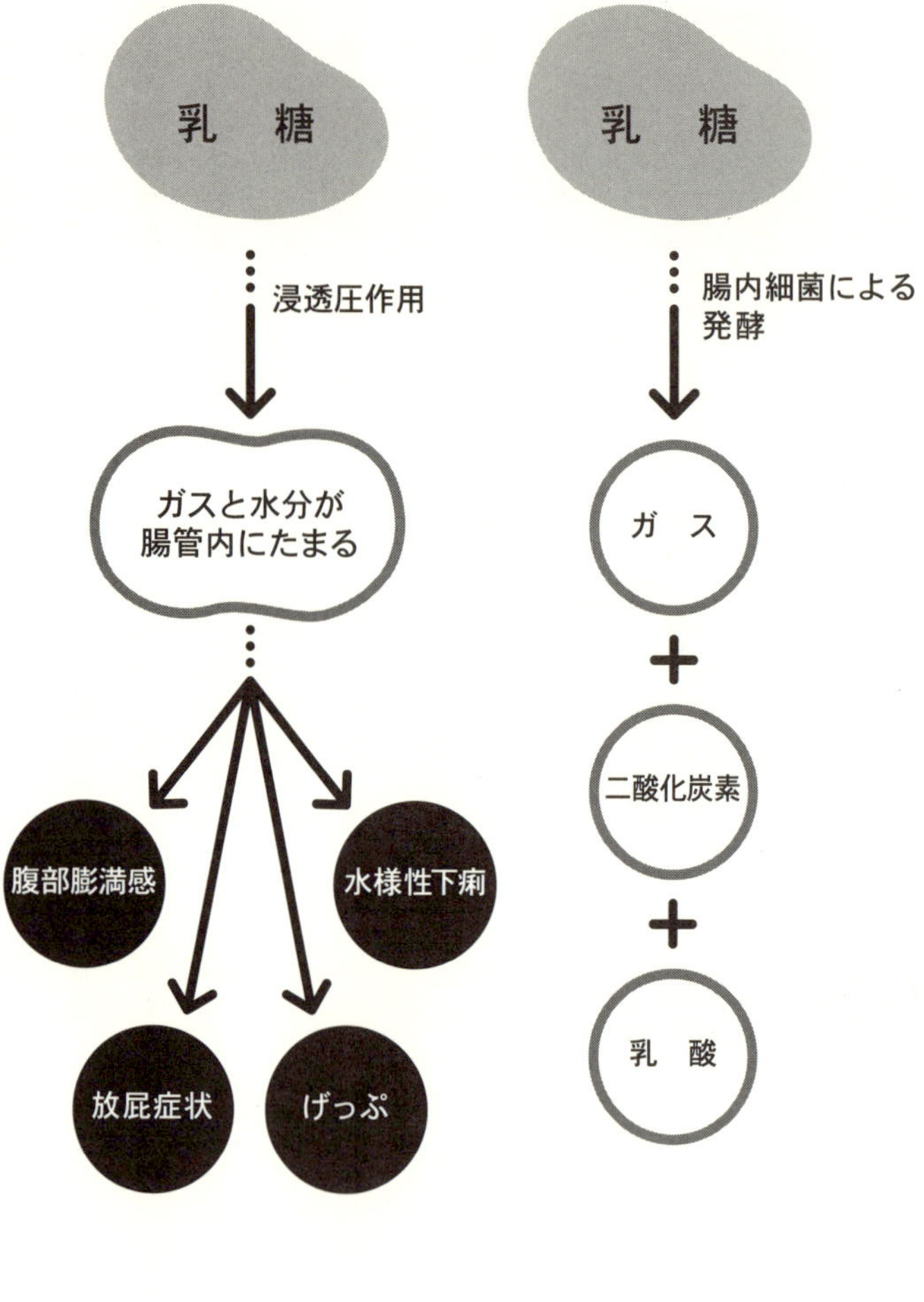

図表2 乳糖の体内での反応（乳糖を消化できない場合）

ラクターゼの活性がはじまるのは妊娠第三期（七か月以降）の胎児の腸管の中で、活性がピークに達するのは出生直後です。摂取する乳糖の量が多くて腸内でのラクターゼの処理能力を超えると、乳糖は消化されないまま大腸に運ばれます。

未消化の乳糖が大腸に到達すると、次の二つのことが起こります（図表2）。

●大腸に普段から生息する細菌に乳糖が反応する。細菌は乳糖を発酵させて、ガス、二酸化炭素、乳酸に変化させる。

●乳糖の分子は浸透圧作用によって腸管内に水分を引き寄せる。その結果、腸管内にたまるガスと水分の量が増える。ガスと水分の組み合わせは、腹部膨満感、けいれん、げっぷ、放屁症状、そして時には水様性下痢の原因となる。

人類の大多数は乳糖不耐症

以前は、腸管の中にラクターゼが欠損していることは、遺伝による先天異常のためにごく一部の子どもだけにみられる症状（ラクターゼ欠損症）と考えられていました。しかし、一九六五年になってジョンズ・ホプキンス大学医学部の研究グループが、被験者となった白人の一五％、黒人の七〇％が乳糖を消化できないことを確認したのです。これをきっかけに世界中の人びとを対象とした調査がおこなわれ、乳糖を消化できない人が大多数であることがわかりました。

ほとんどの子どもの小腸におけるラクターゼの活性は、生後一年半から四年のあいだに徐々に低下します。これは成長過程における正常な生理的変化です。これと同じ現象は、離乳期にいたったほとんどの哺乳動物にもみられます。この点ではヒトもほかの哺乳動物とまったく同じです。

世界中の人びとのあいだで乳糖不耐症がどれくらいの割合で発生するかを示す統計を紹介しましょう（図表3）。

世界中の人びとの大多数は有色人種ですから、人類の大多数は乳糖不耐症ということになります。もし牛乳の色が白くなかったら、だれもはじめからこんなものには見向きもしなかったのではないでしょうか。

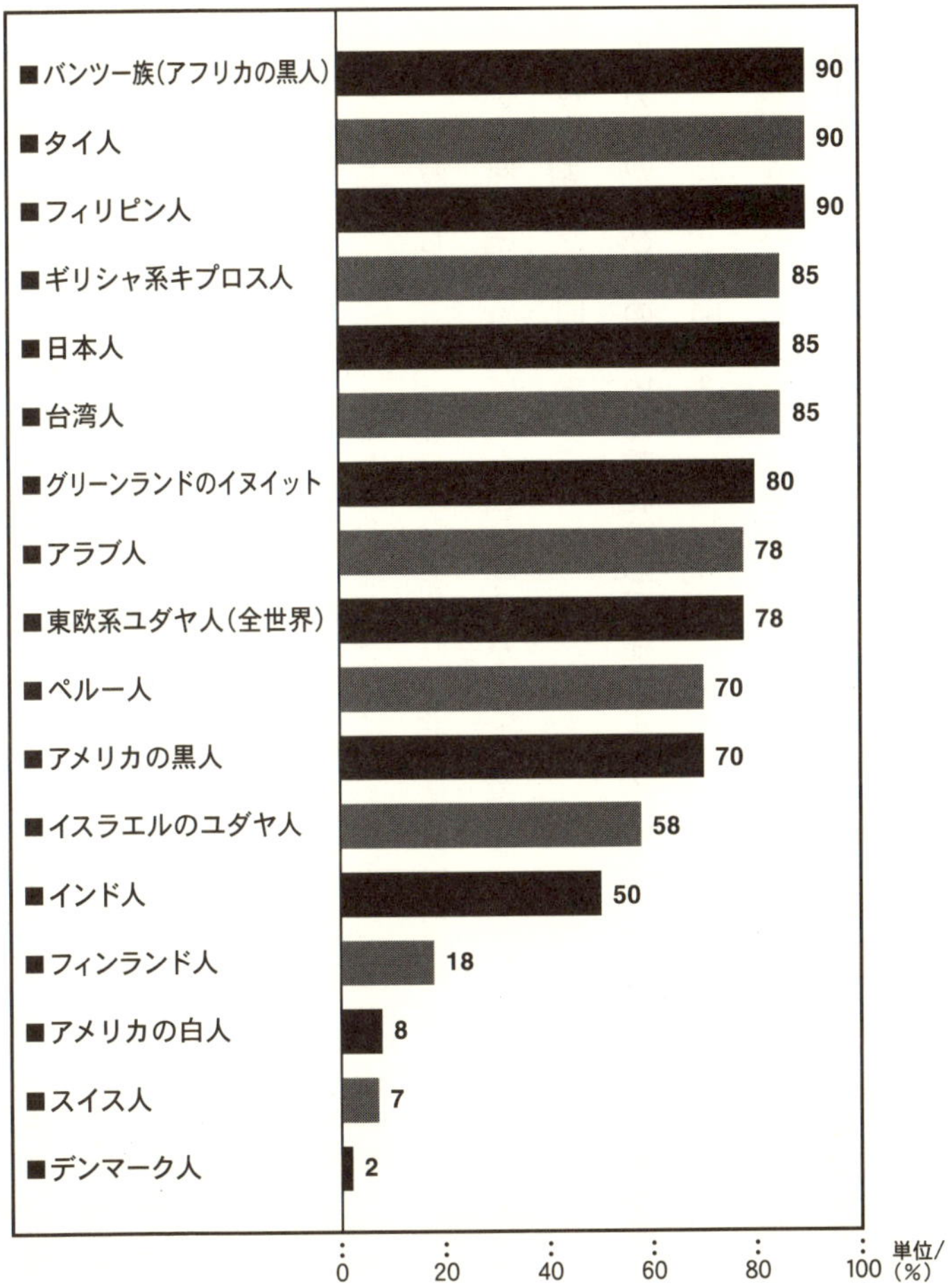

図表3 健康な成人における乳糖不耐症の割合

国立衛生研究所（ＮＩＨ）の小児衛生発達部の部長を務めるノーマン・クレッチマー博士は、ナイジェリアの諸部族における乳糖不耐症の割合を調査しました。対象となったのは、主要部族のうちヨルバ、イボ、ハウサ、フラニの四部族で、次のことがわかりました。

ヨルバ族とイボ族は牧畜とは無縁の地域に住んでおり、牛乳をほとんど飲まない部族です。この両部族では、一歳半から三歳までの幼児の九割に乳糖不耐症がみられました。一方、ハウサ族とフラニ族はナイジェリア北部で伝統的に牧畜を営み、牛乳・乳製品が日常の食生活の一部になっています。フラニ族の中で乳糖不耐症の人が占める割合は、わずか二割でした。

これらの観察結果をもとに、クレッチマー博士は次の二つの結論に達しました。

●乳糖を消化吸収できるかどうかは遺伝的に決定される。
●生存のために牛乳に依存しなければならない部族は、自然淘汰《とうた》の過程で、ラクターゼの分泌を維持する突然変異を起こす確率が高い。

腸管内でのラクターゼの活性低下は、成長にともなう自然な生理的変化です。これは、ほとんどのヒトとすべての哺乳動物にあてはまります。通常の離乳期を過ぎても、牛乳のように乳糖を含む食品を摂取するのは明らかに自然の摂理に反しています。ラクターゼの欠損が成長過程における一般的なパターンだとすれば、乳児期を過ぎても乳糖を消化できる人というのは、かなり例外的な存在といえるかもしれません。

アメリカ政府の隠ぺい体質

乳糖不耐症という問題が認識されるまで、途上国への粉ミルクの輸出が引き起こした問題は、アメリカ政府にとって困惑と不満の種でした。粉ミルクがはじめて南米諸国に到着したあとで起こったことは、今や語り種になっています。現地住民が粉ミルクに水を加える作業を注意書のとおりに実行し、おいしく飲んだあとで腹部のけいれんと下痢がどの村にも大量に発生したのです。

現地の反応は、「またしてもアメリカ帝国主義の陰謀だ！」という激烈なものでした。その後も粉ミルクの輸入はつづきましたが、現地の人びとはそれをごく少量の水に溶かして丸太小屋の塗装に使うことにしました。アメリカの一部の科学者は、「わが国の酪農・乳業界は乳糖不耐症の問題を塗りつぶすことによって事実を隠ぺいしている」と皮肉っています。

不幸なことに、牛乳はアメリカ国内でも、政府の補助金を得て成り立っている学校給食の定番メニューの一つになっています。学校給食の建前は、貧困層の子どもたちに一日一回は適切な食事ができるようにすることです。ところが、大都市圏の貧困層に属する子どもたちのほとんどは、乳糖不耐症の黒人なのです。

ジョンズ・ホプキンス大学の研究グループは、メリーランド州ボルチモアの黒人児童三〇〇人と白人児童二〇〇人を対象に牛乳を飲む習慣についての比較調査をおこないました。全児童が昼食時に二五〇ミリリットルの牛乳を与えられました。その結果、黒人児童の大半は与えられた牛乳を四分の一、多くて半分しか飲みませんでしたが、白人児童の中で牛乳を半分しか飲まなかったのは全体のわずか一割でした。与えられた牛乳を半分しか飲まなかった児童の乳糖消化能力を検査したところ、その能力をもっていないのは、牛乳を飲む白人児童の一八％、牛乳を飲む黒人児童の三三％、牛乳を飲まない黒人児童の七七％であることがわかりました。牛乳を飲まない黒人児童に乳糖を試験的に与えると、彼らの八五％が胃けいれんやガス、下痢といった消化器症状を起こしたのです。

そこで研究者たちは、「黒人児童が牛乳に拒否感を抱いているおもな原因は、乳糖不耐症にある」と結論づけました。この子どもたちが牛乳を飲んで不快な症状に苦しんでいることについて、アメリカ政府は経験的によく知っていながら無視を決め込んでいます。牛乳は、政府の補助金を得て成り立っている学校給食の定番メニューの一つであるだけでなく、さらに具合の悪いことに、栄養補助プログラムの対象として追加補助金の対象になっているからです。アメリカでは学校給食のメニューは児童一人ひとりが選択できるシステムになっていますが、食糧切符（クーポン券）が適用できる食品は限定されていて、その食品の一つが牛乳なのです。

乳糖不耐症の簡単かつ確実な解決策

これまで俗信とされてきたヨーグルトやチーズの健康効果は、多くの人が乳糖不耐症であるという事実によって説明できます。細菌の力を借りることによって牛乳を発酵させてヨーグルトにすると、乳糖の多くがブドウ糖とガラクトースに分解されるからです。チーズを熟成させた場合も同様です。乳糖不耐症のために牛乳が苦手な人でも、ヨーグルトやチーズなら乳糖による問題は発生しなくなります。

「ヨーグルトとチーズは便秘の原因になる」といういい伝えは、乳糖不耐症の人が牛乳からこれらの乳製品に変えたときに便が以前よりも固くなるという経験的事実にもとづくものでしょう。ヨーグルトは、下痢をしている乳児に与えられることがよくあります。ところが、多くの乳児は下痢の過程で一過性の乳糖不耐症を経験します。こんなときに牛乳を飲ませると、消化器症状を悪化させてしまうだけです。こういう現象が頻発していることから、アメリカの乳業各社は、下痢をしている乳児に授乳を再開するときのために乳糖を含まない粉ミルクを生産しています。
酪農・乳業界は、乳糖不耐症の検査結果を大々的に非難しました。業界の広報担当者は「検査に使用された乳糖の量が通常よりも多いために、普通に牛乳を飲んで起こりうることとはなんの関連性もない」と反論したのです。なるほど、乳糖不耐症を牛乳過敏症と同一視すべきではないという指摘は正しいでしょう。しかし、乳糖不耐症と判定された人たちの六〇～七五％が牛乳を約二〇〇ミリリットル飲んだだけでも消化器症状を起こすことが明らかになっています。そういう人たちの場合、乳糖の含有量を少なくした牛乳を飲むか、牛乳をほかの食品といっしょに飲めば、症状がやわらぐことがあります。

乳糖不耐症の人が牛乳を飲むと、栄養素の一部は吸収されずに失われる可能性のあることが、いくつかの研究で示唆されています。そうなると、未消化の糖質からエネルギーを摂取できないだけでなく、下痢のためにたんぱく質まで失われるおそれがあります。

子どもの腹痛はかなりよくある現象です。全体の一割の子どもが「小児の再発性腹痛」とよばれる症状を経験していると推測されています。学齢期の子どもによく見られる現象で、数か月にわたってつづき、午前中に症状がかなり悪化することが多いのですが、ほとんどすべての場合、とくに病気の兆候はみられません。

「小児の再発性腹痛」をわずらっている子どもたちを対象にした研究がボストンとサンフランシスコでおこなわれ、同様の結論に達しました。その子どもたちの約三分の一は、腹痛が乳糖不耐症に起因しているというのです。唯一の簡単な解決策は、牛乳・乳製品をすべて食事から除去して回復の兆しを見守ることでした。

この章のポイント

- ●離乳期にいたるとラクターゼの活性低下がはじまるのは、成長過程における正常な生理的変化である。
- ●世界中の四歳以上の人びとの大多数はラクターゼが欠損しており、牛乳を飲むと胃腸の不快感を訴える乳糖不耐症である。
- ●健康な成人における乳糖不耐症の割合は、アメリカの白人で八%、黒人で七〇%、日本人では八五%にのぼる［訳注：日本人の乳糖不耐症の割合を二〇%程度とするデータがあるが、その原因は診断基準の違いにあると考えられる］。

●乳糖不耐症の人たちの六〇〜七五％は、普通牛乳をコップ一杯飲んだだけでも胃腸障害を起こすおそれがあり、胃けいれん、腹部膨満感、放屁症状、げっぷなどの消化器症状に悩まされやすい。

●「小児の再発性腹痛」の簡単かつ確実な解決策は、牛乳・乳製品の摂取をやめさせることである。

第2章

牛乳のたんぱく質は、アレルギー体質をつくりやすい

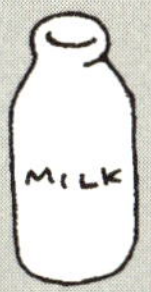

牛乳アレルギーが多発している理由

ブライアン・ゴードン君はまだ二歳半になったばかりですが、母親は息子が完全に回復する望みを捨ててしまいました。事の起こりは、生後六か月のときに下痢をしたことです。顔色が蒼白《そう》になり、やがて手足が腫《は》れ、腹部が膨れだしたのです。

母親はブライアン君を近所の数人の医者に診てもらいました。しかし、いくら検査してもらっても納得のいく答えが得られません。いろいろなミルクを試しましたが、息子の症状はいっこうに改善しないのです。その後、ブライアン君は鉄欠乏性貧血と診断され、鉄剤を数か月間ずっと服用したのですが、まったく効果はありませんでした。

母親はあせりました。息子の症状の原因を解明できる医者は必ずどこかにいる。そういう期待を抱いて大病院に連れて行ったところ、わずか四日後、ブライアン君はほぼ完治したのです。

結局、ブライアン君は牛乳のたんぱく質に対して極度に過敏だったのです。牛由来のたんぱく質をすべて除去する食事療法をはじめたとたん、腹部膨満感が解消し、下痢が止まり、血糖値が正常に戻りました。以前、母親は息子に牛乳をいっさいやめさせたことがありましたが、効果はありませんでした。ブライアン君は牛乳のたんぱく質に対してかなり過敏なので、それを含む食品をすべて除去しなければならなかったからです（ブライアン君が食べていたクッキーやデザートのカスタードには牛乳が含まれていました。また、それまで週に何度か食べていた牛肉もやめさせました）。

ブライアン君は極端なケースですが、牛乳アレルギーは一般に考えられているよりもはるかに多発しています。エール大学医学部小児胃腸クリニック所長のジョイス・グリボスキー医師は、「慢性的に下痢をしている子どもを週に少なくとも一人は紹介されて診察していますが、原因は牛乳アレルギーです」と語っています。

牛乳の被害者は莫大な数にのぼる

牛乳アレルギーはさまざまな形で発現します。消化器症状もそのおもな症状の一つです。もっとも一般的と考えられているのは慢性の下痢で、便の形状は軟便から水様便までさまざまです。粘液が含まれていることがよくあり、真っ赤な血が混じっていることもあります。

乳幼児が牛乳を飲みはじめると特有の諸症状がすぐに現れますが、牛乳のたんぱく質を含むミルクで育てられている場合も同じ現象が確認されています。軽症であれば子どもは順調に育ちますが、激しい下痢を起こす場合は食物から十分な栄養を摂取することが困難になるために発育不全におちいります。それに加えて、アレルギー反応によって胃腸で生じる変化のために、血液が腸内に浸潤します。その結果、血漿《しょう》と赤血球が失われると、血中たんぱく濃度が低下し、貧血を起こしやすくなります。血清たんぱくがかなり低下すると、腹部と手足の腫れといった症状が現れます。

ほとんどの場合、こういう状態にある子どもは、牛乳を食事から完全に除去すれば症状はたちどころに改善します。すべての症状はたいてい二日以内になくなるようです。これらの子どもの多くはやがて牛乳に耐えられるようになりますが、それはたいてい二歳になってからです。五歳くらいになってようやく、牛乳のたんぱく質を含む食品を与えても安全なケースすらあるほどです。

牛乳に対する胃腸過敏の比較的軽い形態は、最近とみに報告が増加しています。このタイプの過敏症が激しい症状を引き起こすことはめったにありませんが、ゆっくりと確実に出血します。乳幼児の場合、便に混じって一日一～五ミリリットルずつ出血するおそれがあり、やがて貧血を起こします。一日の出血量があまりにも微量なために視診だけではわかりません。たとえ便の色が正常であっても、胃腸の出血があるかどうかは血液生化学検査をしなければ判別できないのです。

アメリカの乳幼児にみられる鉄不足の半数は、牛乳によって引き起こされる胃腸の出血がおもな原因と推定されています。アメリカの二歳未満の乳幼児の約一五～二〇％が鉄欠乏性貧血であることを考えれば、これは驚くべき数になります。

この症状の場合でも、牛乳を食事から完全に除去すれば胃腸の出血は止まり、鉄剤による治療で貧血は治ります。しかし、たとえ鉄剤による治療を開始しても、子どもが牛乳を飲みつづけるかぎり胃腸の出血は止まりませんから、薬の効果は相殺されてしまいます。

鉄欠乏性貧血を引き起こすメカニズム

子どもに大量の牛乳を飲ませると鉄欠乏性貧血を引き起こすことは、かなり以前から知られています。最近まで、子どもの鉄欠乏性貧血の原因はたんに食事から鉄が十分に摂取できていないことだと考えられてきました。実際、牛乳には一リットルあたり鉄が一ミリグラム以下しか含まれていません。しかも、鉄は牛乳のほかの成分と結合しているために腸管から吸収されにくく、血液まで運搬されることはほとんどありません。もし仮に一歳児の鉄の所要量を牛乳だけから満たそうとするなら、一日に牛乳を二四リットル（！）も飲ませなければならない羽目になります。

多くの子どもは牛乳を一日一～二リットル飲んでいます。空腹を満たす量ではあるのですが、これほど大量の牛乳を飲んでしまうと、鉄を含んだ食品を必要な分だけ食べる食欲がほとんどなくなってしまいます。

現在、子どもが牛乳を飲むことで鉄欠乏性貧血を起こすメカニズムは、次の二つの要因の同時進行であると考えられます。

●牛乳には鉄がほんのわずかしか含まれていない。
●牛乳が胃腸の出血を引き起こすために、その分だけ鉄が失われる。

こうして鉄欠乏性貧血が発生するのですが、この症状は子どものイライラ、無気力、注意力散漫の原因になります。子どもが激しく泣きだすと、母親はなだめようとしてさらに牛乳を飲ませることがありますが、これは逆効果で、子どもの状態はますます悪化するだけです。

牛乳アレルギーの発症頻度

牛乳アレルギーの発症頻度はどれくらいで、消化器症状のほかにどのような症状があるのでしょうか。

牛乳アレルギーの発症頻度は〇・三%から二五%までの範囲と推定されています。これだけのばらつきがあるところをみると、医師たちの診断基準を注意深く検証しなければなりません。

牛乳アレルギーの問題をもっとも綿密に分析した最近の例として、カナダのサスカチェワン州サスカトゥーン市のJ・W・ジェラード医師とその同僚による研究を紹介しましょう。

ジェラード医師らは牛乳アレルギーの発症頻度を確定するために、自分たちが担当している七八七人の赤ん坊を出生時から調査しました。その際、どの粉ミルクを選ぶかという指示はしませんでした。また、新しい食品を赤ん坊にはじめて食べさせた時期についても記録をとりました。

次の中から一つまたは複数の症状をもつ赤ん坊は、牛乳アレルギーの可能性があるとして、さらに研究がおこなわれました。

①持続性か再発性の鼻づまり、ぜんそくの発作、胸部の感染症

②持続性か再発性の発疹
③ほかに原因が考えられない持続性か再発性の嘔《おう》吐と下痢

赤ん坊が牛乳アレルギーを疑われると、牛乳からつくった粉ミルク（人工ミルク）をやめて豆乳（大豆ミルク）に切り替えられました。症状が消えれば牛乳を再開し、それでもし症状が再発すれば牛乳・乳製品をすべて除去します。そしてまた症状が消えると、再び牛乳・乳製品に「挑戦」させるといった具合に調査がおこなわれました。その際、二度目も症状が現れた場合にかぎって牛乳アレルギーと確定診断されました。

その結果、七八七人の赤ん坊のうち、五九人が牛乳アレルギーであることがわかりました。発症頻度は七・五％です。

牛乳アレルギーと確定診断された赤ん坊にもっともひんぱんにみられた症状は、下痢、湿疹、反復性の嘔吐、再発性の鼻づまり、再発性の気管支炎でした。

育児日記をくわしく調べると、赤ん坊の四人に一人が牛乳を与えられて三日以内に牛乳アレルギーの初期兆候を示し、全体のほぼ半数が一週間以内に牛乳アレルギーの兆候を示していることがわかりました。
子どもは牛乳を飲む時期が早ければ早いほど、アレルギーを起こしやすくなります。一歳未満の赤ん坊の牛乳アレルギー発症頻度は前述のとおり七・五％ですが、生後三か月以内に牛乳を与えられた赤ん坊のじつに四人に一人が、なんらかのアレルギーの兆候を示しているのです。

牛乳アレルギー児はそうでない子どもよりも医者にかかる回数がはるかに多く、入院加療を要する場合も多いのが実状です。

ジェラード医師らはまた、赤ん坊の親や兄、姉がほかのアレルギー疾患をもっている場合、その赤ん坊自身も牛乳アレルギーを発症する確率がはるかに高いことを指摘しています。親が花粉症やぜんそくをわずらっている場合、その傾向はとくに顕著です。

以上の研究から、牛乳をヒトの乳児に飲ませると病気を引き起こしやすく、牛乳を飲む時期が早ければ早いほどアレルギーの兆候を示しやすいことがわかります。こういった研究に加えて、牛乳がヒトの乳児の胃腸の出血を引き起こすおそれがあるという事実を考え合わせると、「牛乳はあくまでも子牛のための食料である」という伝統的な生活の知恵がますます真実味を帯びてきます。

牛乳によって引き起こされるさらに深刻な合併症が、コロラド大学医学部とマイアミ大学医学部の研究グループによって報告されています。同グループは共同調査をおこない、ネフローゼというやっかいな慢性病をわずらう一〇歳から一三歳までの多くの子どもの症例を突きとめました。ネフローゼとは、腎《じん》不全のために大量のたんぱく質が尿中に出ていく病気のことです。血中からたえずたんぱく質が出ていくと低たんぱく血症を起こし、やがて水腫《しゅ》を起こします。手足が腫れ、腹水がたまることもあります。また、慢性腎炎におかされて死亡する子どももいるほどです。

ネフローゼをわずらっている子どもには、さまざまな薬剤による治療効果が期待できます。とくに有効な薬は、副腎皮質から抽出されたコルチゾンの一種です。しかし、先の両大学医学部の医師たちによる研究では、コルチゾンが効いていないようでした。医師たちは、子どもたちがさまざまな食物アレルギーだったと推測しています。

医師たちが感動したのは、子どもの食事から牛乳を除去したところ、たんぱく尿がすぐに治まり、かなりの改善がみられたことでした。しかし、牛乳が食事に加えられると、一日ないし三日以内に高度のたんぱく尿をきたしました。調査にあたった医師たちは、牛乳やその他の食品に対するアレルギーが一部の子どものネフローゼの再発に大きく関与しているのではないかと推測しています。

牛乳と虫垂炎の因果関係

ほかの医師たちは、牛乳と小児病の関係を指摘しています。アラバマ州で開業している小児科医ダン・バゲット医師は、牛乳の有害性について何年も興味を抱いてきました。バゲット医師がみずからの経験を記した文章の一部を紹介しましょう。

私は一九六〇年にアラバマ州モンゴメリーで開業して以来、食物中の牛乳たんぱく質と小児の湿疹の因果関係に気づいていました。また、湿疹をわずらっている子どもの多くは、食事療法によって早期に湿疹を完治しておかなければ、やがてぜんそくを併発することを知りました。新生児のアレルギー疾患への対策として私が食事療法による体系的な予防措置を講じるようになったのは、それらの経験的知識がきっかけです。生後九か月になるまで柑橘《かんきつ》系の果物はいっさい禁止し、牛乳や卵をまったく含まない漉《こ》した食物だけを与えました。

赤ん坊が湿疹を発症したとき、すぐに豆乳に切り替えたところ、ほとんどの赤ん坊はよくなったのですが、今度は大豆が原因で発疹が出た赤ん坊もいました。しかし、たいていの場合、それに代わる食事が可能でしたから、発疹を完治して育てることができました。

私はまた、食物が呼吸器と消化器の障害にも明らかに関係していることに少しずつ気づきました。

一九六四年、私はサンフランシスコのウイリアム・ディーマー医師の研究を知りました。同医師は、牛乳のたんぱく質が筋骨格の痛みを頻発させていることを指摘しています。

それ以来、厳格な食事療法によって、初期のリューマチ性関節炎と思われる子どもたちの痛みをやわらげ、健康を回復させてきました。

約六年前、私は患者全員に牛乳・乳製品をいっさいやめるよう指導するようになりました。小学校の中学年や十代の子どもたちは別として、ほとんどの患者は当初の予想よりもはるかに協力的でした。

患者にはカゼイン（牛乳のたんぱく質の主成分）やカゼイネイト（カゼインとカルシウムやナトリウムなどの金属元素との化合物）、乳清（ホエー）、牛乳の固形分を含まないパンやクラッカー、クッキーを与えました。また、少量のバター（二％の乳清を含む）とコーン油一〇〇％のマーガリンも許可し、調理の際にはコーン油とべにばな油を使うよう指示しました。さらに、買い物の際に参考にと、牛乳のたんぱく質を避けるためにディーマー医師が作成した食品リストを若干修正したものを渡しました。

私はそれまでの五年間で年間平均四人の患者に虫垂切除術（盲腸の手術）を勧めていたのですが、この五年半で手術を勧めた患者は二人しかいません。しかも、最後に勧めたのは三年前です。その二人の患者はどちらも牛乳を多飲していました。

現在、私の診療所にはぜんそく患者は一人もいません。実際、私はぜんそく治療薬の処方の仕方を忘れてしまったほどです。

私が学んだことの中でおそらくもっとも重大な事実は、牛乳のたんぱく質をいっさい含まない厳格な食事療法をつづけた子どもについては、溶血性連鎖球菌が感染症を引き起こさないということです。私はこのことを二年半前から知っていました。現在のところ、例外はまったくありません。連鎖球菌による咽《いん》頭炎や膿《のう》皮症を起こしている患者は、医療機関を受診するきっかけとなった症状や兆候がはじまる五日以内に牛乳たんぱく質を必ず摂取しているはずです。

現在、私は年間平均一二人から一四人の患者を入院させています。平均入院期間は三日です。以前は年間平均一〇〇人余りの患者を入院させていました。当時の平均入院期間は五日です。

もっともすぐれた哺育法は母乳哺育であり、牛乳というのはあくまでも、生後すぐに急成長する牛の新生児にとっての理想の食料にすぎません。

授乳婦には、卵アレルギーでないなら卵、そのほか緑黄色野菜、ビタミン剤、カルシウム剤を勧めています。また、牛乳のたんぱく質やチョコレート、コーラ、ピーナッツ、生のタマネギを避け、乳児に無害であるかぎり、彼女たちの好きな食品を勧めています。母親が正しい食生活を心がければ、育児はすばらしい経験になります。

連鎖球菌による病気と牛乳のたんぱく質の関係は、それを検証するだけの時間と忍耐力のある小児科医ならほとんどだれでも証明できるはずです。連鎖球菌が疑われるときは、子どもが診察を受けに来る直前の一週間に牛乳やアイスクリーム、チーズを摂取したかどうかを子ども自身に問診するといいでしょう。（引用終わり）

自然の摂理に反する現代人の生活習慣

多くの人にとって、牛乳が病気を引き起こすことはあまりにも明らかです。そもそもヒトの乳児は牛乳を飲むようにはできていないのですから、人工栄養児（人工ミルクで育てられている赤ん坊）がきわめて病気にかかりやすいのは驚くようなことではありません。また、離乳期を過ぎても乳を飲みつづける動物は自然界には存在しないのですから、人間が生後一年か二年たってから牛乳を飲むことが病気を引き起こしやすいのも驚くようなことではありません。しかし、牛乳がどれほどひんぱんにさまざまな病気を引き起こすか、そしてその事実を医学界が認識するのにどれほど多くの時間がかかったかは、驚くべきことです。

『牛乳アレルギー』（小林登監訳、西村書店、原題 ***Allergies to Milk***）という本があります。この分野についてくわしく書かれた総合的な教科書で、著者のサミ・バーナとダグラス・ハイナーはどちらも医師です。牛乳アレルギーに関する免疫学的な基礎知識が書かれていて、たいへん参考になります。第1章の冒頭の文章を紹介しましょう。

> 最近まで、牛乳アレルギーは医師たちにとって論争の種であった。小児科の教科書には牛乳アレルギーについて言及することを避けているものもあり、ただ消化器症状に関連させて若干の記述にとどめているものもある。臨床家の中でも牛乳アレルギーの存在を信じない人は、当然その診断をくだすに躊躇《ちゅうちょ》しているのである。その一方で、とくに小児科医に多く一般開業医にはあまりみられないことではあるが、熱心さのあまり子どもに牛乳過敏症のレッテルを貼りたがり、胃腸疾患や呼吸器症状があるとき、または発疹がありさえすれば牛乳の摂取を禁じさせる傾向のみられ

る医師たちがいる。医師たちの態度がこんなにもさまざまに違う理由は、①牛乳アレルギーによって起こる症状が変化に富んでいるためであって、この症状は他の病気のときにも現れることがあることと②それさえあれば確実に診断できるという検査法がないということである。牛乳アレルギーに対する一般の意識はしだいに増してきてはいるものの、なお取るに足らぬほどのものであり、自分たちの子どもにみられる症状が牛乳によって起こることもありうるということをなかなか信じられない親がしばしばみかけられる。一般的な受けとめ方としては、牛乳は子どもの食物として望ましいものであるのみでなく、理想的かつ不可欠な要素であると考えられている。（引用終わり）

この章のポイント

●牛乳に含まれているたんぱく質は、アレルギー反応を引き起こしやすい。

●小児の鉄欠乏性貧血の半数は、牛乳に対する胃腸過敏がおもな原因と考えられている。

●たとえ鉄剤による薬物療法を開始しても、牛乳を飲んでいるかぎり胃腸の出血がつづくおそれがあるから、薬剤による治療効果は期待できない。
●牛乳に含まれている鉄はほかの構成要素と結合しているために腸管から吸収されにくく、血液まで運搬されることはほとんどない。
●子どもに牛乳を大量に飲ませると鉄欠乏性貧血を起こし、イライラ、無気力、注意力散漫の原因になりやすい。
●牛乳アレルギーと確定診断される赤ん坊にもっともひんぱんにみられる症状は、下痢、湿疹、反復性の嘔吐、再発性の鼻づまり、再発性の気管支炎である。
●ネフローゼをわずらっている子どもに薬剤による治療効果が期待できない場合、食事から牛乳を除去すれば、たんぱく尿が治まり、かなりの改善がみられる。
●虫垂炎の患者に共通する生活習慣として、牛乳の多飲がある。
●牛乳アレルギーに対する世間の認識はまだまだ低く、牛乳が子どもの食物として理想的かつ不可欠な要素であるという誤解が根強く残っている。

第3章

牛乳の脂肪は、心筋梗塞・脳卒中・がんのリスクを高める

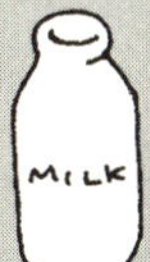

全国民の命にかかわる大問題

アメリカ心臓協会をはじめとするさまざまな組織が、年齢に関係なく全国民に牛乳・乳製品の摂取を減らすよう強くよびかけています。じつは、それにはもっともな理由があります。心臓と大動脈の病気のために、年間約一〇〇万人が命を落としているからです。アメリカでは死亡原因の半分がこれらの病気です。この約一〇〇万人の死亡者のうちの三分の二は心臓発作によるものですが、もっと悲惨なのは、心臓発作で死亡する人びとのうち一五万人から二〇万人は六五歳未満で、ほとんどはまだ働きざかりの男性であるということです。

私たちはこの傾向を是正するためにほとんど何もしてきませんでした。ご存知のとおり、現代に生まれた赤ん坊は、一九〇〇年に生まれた赤ん坊よりもはるかに長生きすると予想されています。一九〇〇年に生まれた赤ん坊は五〇歳程度の寿命しか期待できなかったのですが、今では平均七二歳まで生きることが期待できます。しかし、これらの数字に表れていないのは、平均寿命の伸びが、乳幼児と年長児の致命的な病気を撲滅した結果であるということです。ワクチンによる多くの感染症の撲滅、新生児に対する手厚い医療体制、栄養状態の全般的な向上が、平均寿命の伸びにおおいに貢献してきました。

実際、一九〇〇年に四五歳になった人は、七〇歳まで生きられる見込みがかなり高かったのです。現在、四五歳の人は七六歳まで生きることが期待できます。この間、平均寿命はわずか六歳しか伸びていません。なぜでしょうか？　アテローム硬化の死亡率を大幅に減らすことができていないからです。

アテローム硬化とは、動脈硬化とよばれる血管の病気の一つで、動脈の内壁にいびつな堆《たい》積物ができるという特徴をもつ障害です。この一種の「プラーク」は動脈の血流を阻害し、当の臓器への酸素の供給を困難にします。でこぼこができた部分は、はがれ落ちたり、血管壁を弱めて動脈を破裂させたりすることがあるのですが、最大の問題は、そこに血栓ができて、その動脈の血流が完全にとだえてしまうおそれがあることです。

アテローム硬化によって血管が詰まるプロセスは、どの動脈でも起こりうるのですが、脳、心臓、腎臓、下肢に血液を供給する大型・中型動脈にもっとも顕著に起こります。血流が脳でとだえると脳卒中、心臓でとだえると冠状動脈閉塞《そく》症、いわゆる心臓発作を起こします。三本ある冠状動脈のどれか一本でも詰まると、心筋（心臓の壁を構成する筋肉）に血液が正常に供給されなくなって壊《え》死におちいります。筋肉や組織の壊死は「梗塞《こうそく》」とよばれますから、心臓への血流がとだえたために発生する事態を表現するために「心筋梗塞」という用語が使われています（図表4）。

アテローム硬化の原因は何なのでしょうか？　一九五〇年代に入るまでは、ほとんどの人が動脈硬化は自然な老化現象にすぎないと考えていました。しかし、朝鮮戦争（一九五〇～五三年）のときの発見が、この認識を一変することになります。十代後半から二十代前半を中心とする若いアメリカ人兵士たちの検死の結果、全体のほぼ八割にすでにアテローム硬化の所見がみられたのです。その後のいくつかの研究で、アテローム硬化の初期兆候は二、三歳の子どもにすらみられることがわかりました。

プラークが動脈壁に沈着するプロセスは、二〇年から四〇年かけてゆっくりと進行します。プラークには脂肪とコレステロールがたくさん含まれています。ほとんどのアメ

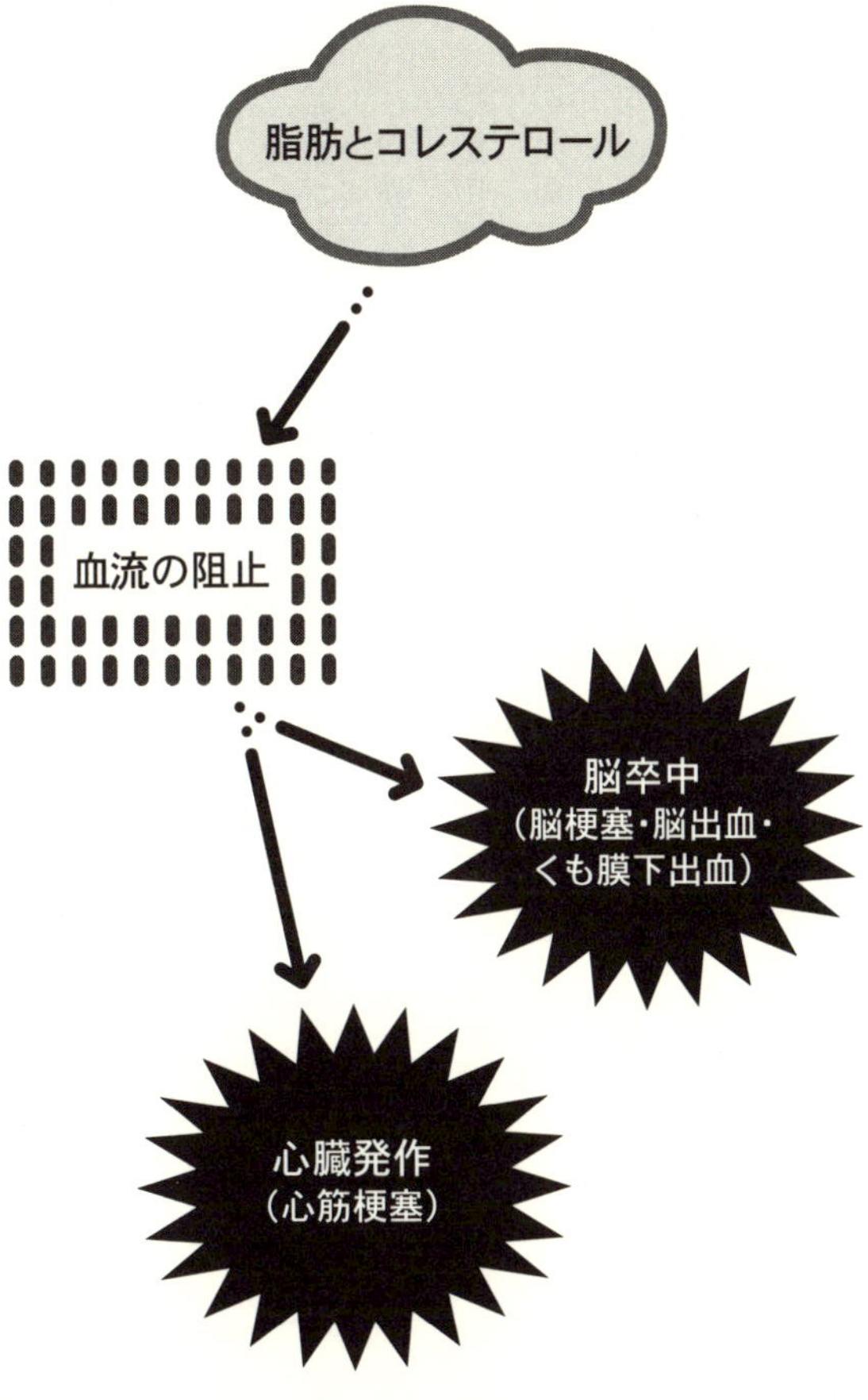

図表4　アテローム硬化が脳血管障害と心臓病を引き起こすプロセス

リカ人には五〇歳になるまでに、かなり進行したアテローム硬化の所見がみられます。これは不可避のプロセスなのか、あるいは予防や改善が可能なのか、どちらでしょうか？

死を招く最大の危険因子は何か？

動脈壁が傷つくと、アテローム硬化を引き起こすプラークが沈着する場所になりますが、なぜ動脈壁が傷つくのかという根本原因はわかっていません。わかっているのは、いくつかの危険因子が組み合わさると、この病気がますますひんぱんに、そしてますます強く発症するということです。

危険因子には、高コレステロール血症、血清中のＨＤＬ（高比重リポたんぱく質）とＬＤＬ（低比重リポたんぱく質）の比率、高血圧、糖尿病、喫煙、座りっぱなしの生活、いくつかの性格的な特徴、心臓発作と脳卒中の家族歴などがあります。危険因子の数が多ければ多いほど、年齢に関係なくアテローム硬化を起こす可能性が高くなります。血清中の総コレステロール値に関係なく、ＨＤＬの比率が高くなると心臓発作の危険が小さくなると考えられています。

そもそも「危険因子（リスク・ファクター）」という概念は、マサチューセッツ州フラミンガムにある国立衛生研究所の研究（フラミンガム研究）から生まれました。工場が集まっているボストン郊外のこの街は人口約二万八〇〇〇人、経済的・人種的に混ざり合ったアメリカの縮図のような地域です。一九四九年、三〇歳以上六〇歳未満の健康な男女約五〇〇〇人が選ばれ、隔年で綿密な身体検査と臨床検査をおこないました。その後の数年間で約一〇〇〇人が死亡し、科学者たちは死因を調べることによって、「危険因子」という概念を公式化するのに必要なデータを集めました。

アテローム硬化の発症と進展には多くの因子がかかわっているため、もっとも重要な因子を特定する作業は難航しました。全員の意見が一致しているわけではありませんが、調査にあたった科学者たちのほとんどは、高コレステロール血症が最大の危険因子であり、アテローム硬化を起こしやすい遺伝因子と組み合わさった場合、その傾向がとくに顕著であると確信しています。

食生活は、血液中の総コレステロール値を決定する重要な要素です。血漿と組織に含まれるコレステロールは、①自分の体内の肝臓と腸で合成されるコレステロール、②食物から摂取されるコレステロールに由来します。

アメリカの成人が一日に食物中から摂取するコレステロールの量は平均六〇〇〜八〇〇ミリグラムで、世界のほかのほとんどの地域にくらべてはるかに多いのが現状です。このコレステロールは、乳脂肪（牛乳の脂肪）や卵黄、肉などの動物性食品に由来します。動物性食品を多く食べれば、それだけ多くのコレステロールを摂取することになります。それに加えて、食物中から摂取されるコレステロールの量とはほとんど関係なく、毎日五〇〇〜一〇〇〇ミリグラムのコレステロールが体内で合成されています。

食物から摂取するコレステロールと飽和脂肪酸という二つの物質が、血液中のコレステロール値を制御していると考えられます。飽和脂肪酸は室温ではたいてい固体で、バター やチーズ、クリーム、牛肉、豚肉、羊肉、チョコレートなどに多く含まれています。飽和脂肪酸を摂取すると、コレステロール値は上がります。一方、不飽和脂肪酸は室温ではたいてい液体で、コーン油や綿実油、べにばな油などの植物性オイルに多く含まれています。不飽和脂肪酸を摂取すると、コレステロール値は下がります。

食生活とアテローム硬化の因果関係は、一九一〇年代にロシアの科学者ニコライ・アニッチョフによってはじめて指摘されました。脂肪とコレステロールを多く含んだ餌を与えられたウサギは、すぐにアテローム硬化を発症したのです。それ以来、コレステロールを多く含んだ餌がアテローム硬化を引き起こすことは、いくつもの動物実験で実証されています。

しかし、ヒトを対象に同様の実験をおこなうのははるかに困難です。そこで、食物中に含まれるコレステロールと心筋梗塞・脳卒中の因果関係を実証するために、間接的な証拠が使われてきました。フラミンガム研究は、血中コレステロール値が二四〇ミリグラムの男性は二〇〇ミリグラム未満の男性よりも心臓発作を起こす確率が三倍も高いことを指摘しています。

世界中の人びとを対象にしたいくつかの調査でも、コレステロール値と心臓発作の発症率に直接的な因果関係があることが統計学的に明らかになっています。一般に、コレステロール値とアテローム硬化は肉および牛乳・乳製品と直接的な因果関係があり、これは世界共通の現象となっています。

一リットルの普通牛乳(脂肪率三・〇%以上)には脂肪が約三五グラム含まれていて、その約六割が飽和脂肪酸です。一日に普通牛乳を一リットル飲めば、アメリカ心臓協会と食物・栄養・健康に関するホワイトハウスの諮問委員会が推奨する一日の脂肪所要量の三分の一以上を摂取することになります。それほど大量の牛乳を飲むと、脂肪を含むほかの食品を選ぶ余地が食生活の中でほとんどなくなります。それに加えて、飽和脂肪酸を多く含む乳脂肪を摂取することで、脂肪の許容量と推定されている量にほぼ達してしまいます。

しかし、食生活を少し工夫しさえすれば、心臓発作による死亡のリスクを抑えることができます。このことについてもっとも説得力のある研究が、フィンランドの二つの大病院でおこなわれました。どちらも患者数は十分です。一九五九年から六五年までのあいだ、N病院の患者はコレステロール値を下げる実験食を、K病院の患者は普通の病院食を与えられました。一九六五年、両病院の食事が入れ替えられました。実験食は通常の病院食と二つの点で大きく異なっていました。普通牛乳の代わりに脱脂乳を使って大豆油を混ぜていたことと、バターや普通のマーガリンの代わりに多価不飽和脂肪酸が豊富な特殊なマーガリンが使われていたことです。

実験食によって、コレステロール値は平均二割近く下がりました。さらに重要なのは、男性の心臓病の死亡率が半分以上も減少したことです。ほかのいくつかの研究でも食生活の改善によって同じ効果が得られることを示唆していますが、この研究は食生活を少し改善するだけで大きな効果が得られるという点で際立っています。

アメリカの乳業各社もまた、乳脂肪が人体に害を及ぼす可能性があることを懸念しています。脱脂乳と低脂肪乳が大量に生産されるようになったのは、その表れです。

心筋梗塞を予防する食生活とは？

適正な食生活はコレステロール値を下げることができ、心臓病の死亡率を下げることができるはずです。最近の計算によると、正常血圧で中年の非喫煙男性が適正な食生活を心がければ、それだけで一〇〇人につき六人が心臓発作を回避できることがわかっています。ほかの危険因子がすでに存在する場合、適正な食生活の恩恵はさらに大きくなります。心臓肥大の所見がみられる中年の喫煙男性が血中コレステロール値を下げる食生活を心がけた場合、一〇〇人につき二九人が心臓発作を回避できるのです。

小児科医もまた、自分たちがアテローム硬化の予防に尽力しなければならないことを実感しています。権威筋は、五〇歳までに心臓発作を起こした親や祖父母をもつすべての子どもを対象に、脂肪の運搬と制御に関する障害があるかどうかを調べるための集団検診の必要性をよびかけています。そういう家族歴をもつ子どもは、一歳になるまでに血液検査を受けて血中の中性脂肪（トリグリセリド）とコレステロールの値を測定しておくべきです。それらの値のどちらかが上昇すれば、血中の脂肪を運搬するたんぱく質の先天異常があるかどうかを確定診断するために精密検査を受けたほうがいいでしょう。異常の種類によって食事指針が異なります。薬物療法が必要な場合もあります。

脂肪の運搬に関する先天異常の中でももっとも一般的なのが2型家族性高リポたんぱく血症で、国民の約二〇〇人に一人が該当します。この特質をもつ男性の約五％が三〇歳になるまでに実際に心臓病の兆候を示し、約半数が五〇歳になるまでに、八五％が六〇歳になるまでに心臓病をわずらうと考えられています。この遺伝因子をもつ人びとに推奨されている食事指針はコレステロールの厳しい摂取制限で、具体的には、卵、脂肪の多い肉、カニやエビなどの甲殻類、牛乳・乳製品を控えることです。該当する人びとは、そのような食事を一歳くらいから実践するべきです。

幼いころから牛乳を飲む習慣は、生涯にわたって悪影響を及ぼすおそれがあります。アテローム硬化の代表的な兆候と考えられている変化が、乳幼児の冠状動脈に観察されているのです。ある病理学者は、事故死した一五〇〇人以上の青少年の心臓の血管を調べました。死因は自動車事故や水難事故、弾丸による傷で、病死ではなかったのですが、彼らの多くが心臓の動脈に病気の兆候を示していたのです。

これらの青少年の中で正常な血管をもっていた者とそうでない者がいた原因を探ったところ、最大の違いは乳児期の栄養法にあることがわかりました。正常な血管をもつ子どもたちの大半が母乳で育てられていたのに対し、病気の血管をもつ子どもたちの大半は牛乳か人工ミルクで育てられていたのです。したがって、母乳栄養と人工栄養の違いが冠状動脈の早期の変化をもたらしたと結論づけることができるでしょう。

食生活とアテローム硬化の因果関係を調べた研究はすべて、牛乳が人間の食料として不適切であることを裏づけています。生涯にわたって乳を飲みつづける哺乳動物はヒト以外には存在せず、アテローム硬化はほかの哺乳動物にはみられません。この病気は、脂肪とコレステロールの摂取量が多い現代人の食生活によってのみ引き起こされるからです。

一九七七年二月、上院国民栄養問題特別委員会が「アメリカ人のための食事指針」と題する報告書を発表しました。推奨されていることの中に、全国民が脂肪の摂取を減らすことと、牛乳・乳製品を控えるよう努めることという項目がありました。全米酪農・乳業協議会をはじめとする多くの団体がこの内容に反発したことはいうまでもありません。

高脂肪食とがんの因果関係

一九八二年にも衝撃的な出来事がありました。全米調査委員会が「食生活、栄養、がん」と題する報告書を発表したのです。食生活の改善によってがんのリスクを抑えることができることをはじめて公式の団体が示唆したという点で、この報告書の発表は画期的だったといえます。報告書の中には、アメリカ人の平均的な食事に占める脂肪の摂取カロリーの割合を現在の四割から三割に減らすべきだとする項目が含まれていました。報告書は「すべての栄養素の中で、脂肪の摂取とがんの発生に因果関係があることを明

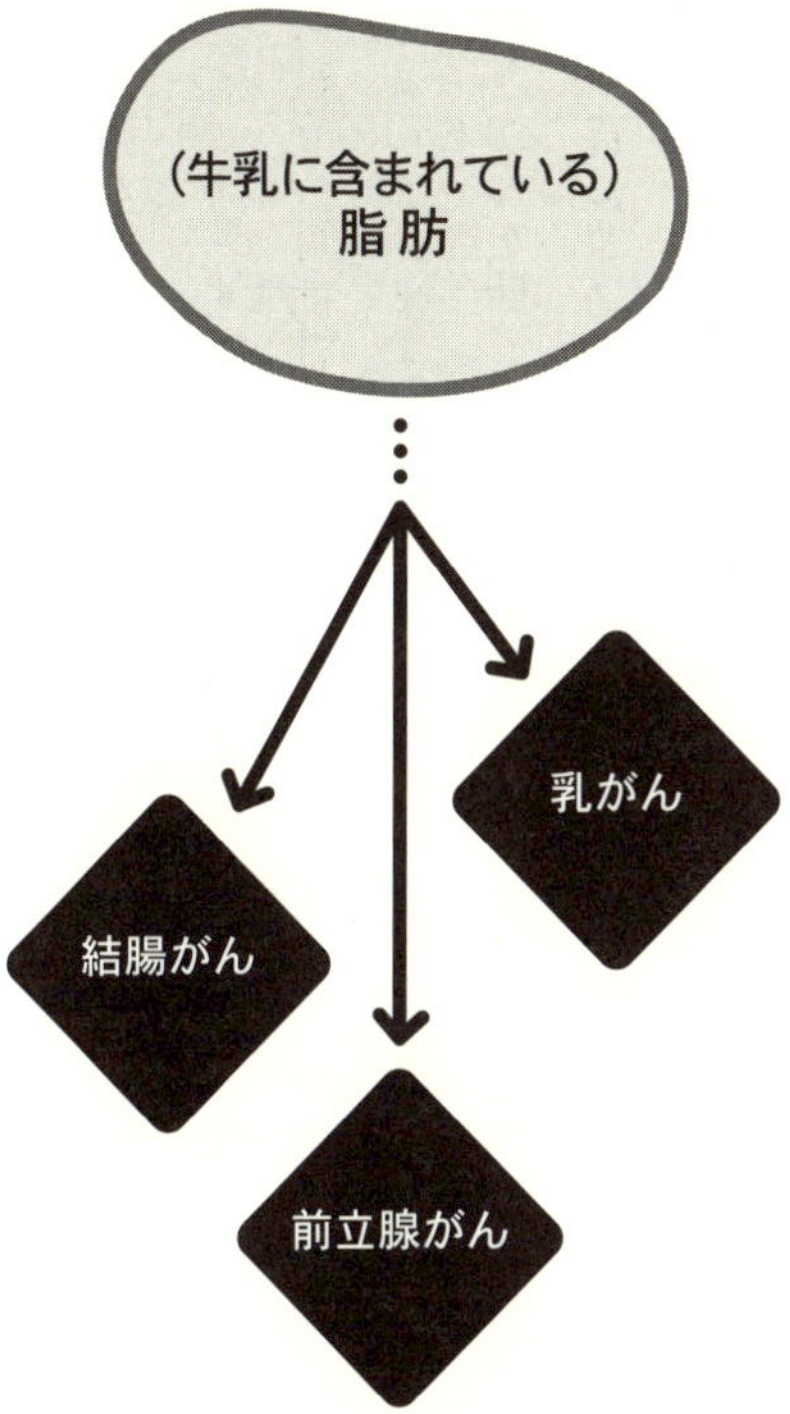

図表5　牛乳の脂肪とがんの因果関係

確に示す疫学的・実験的な根拠がある」と述べています。とくに結腸がん、乳がん、前立腺がんがそうです。

つまり、心臓病のリスクを抑えるのに役立つ食生活は、がんのリスクを抑えるのにも役立つ可能性があるということです。アメリカ心臓協会はそれを「用心深い食生活」とよんでいます。保障や返金の約束はできませんが、脂肪の摂取を減らすことが心臓病とがんを防ぐ可能性があるのなら、なるほど用心深い食生活だといえるでしょう。

一日に普通牛乳を一リットル飲めば、約三五グラムの脂肪を摂取することになります。体重七〇キロの男性にとって、この量は一日の脂肪許容量の約半分に相当します。読者のみなさんは、それでも牛乳を飲んで脂肪を摂取したいですか？

脂肪を摂取しすぎる現代人の食生活

さらに興味深いのは、適正な食物をより少なく食べることで寿命が延びることを示唆するデータです。一九八二年六月八日付けの『ニューヨーク・タイムズ』紙に、「少食が一〇〇歳以上まで生きるカギかもしれない」と題するジェーン・ブロディ記者の記事が掲載されました。その中で、適正な栄養を摂る食生活を心がけ、適正体重を維持するために必要とされているカロリーの摂取量を三分の一カットすることによって寿命が延びるとする動物実験によるデータが要約して紹介されていました。摂取カロリーを減らすことの恩恵は、そのような食生活を中年になってから開始した場合でも受けることができます。これまでのところ、すべての根拠は動物実験にもとづいていますが、ヒトにもあてはまると考えられます。

脂肪の摂取を控えて全摂取カロリーを減らすことで、人びとは今まで考えていた以上に長いあいだ食べつづけることができるかもしれないのです。

一歳になるまでは母乳か母乳にできるだけ近づけた人工ミルクを与えるべきです。最近では、母乳に近づけた粉ミルクが何種類も商品として出回っています。しかし、いったん通常の離乳期（一歳から二歳）を過ぎたら、牛乳は食事から除去したほうがいいでしょう。

この章のポイント

●牛乳に含まれている脂肪はアテローム硬化の原因となり、やがて脳卒中や心筋梗塞といった生活習慣病を引き起こすおそれがある。

●アメリカの乳業各社が脱脂乳と低脂肪乳を大量生産するようになったのは、自社製品に含まれている乳脂肪が人体に害を及ぼす可能性があることを懸念しているからである。

●食生活とアテローム硬化の因果関係を調べた研究はすべて、牛乳が人間の食料として不適切であることを裏づけている。

●脂肪の摂取は、がん（とくに結腸がん、乳がん、前立腺がん）の発生と因果関係がある［訳注：結腸がんは直腸がんと合わせて一般に「大腸がん」とよばれる。第二次世界大戦後の日本では、大腸がんは食生活の欧米化にともなって激増し、一九五〇年当時とくらべると半世紀で死亡率が約六倍になっている］。

●心臓病のリスクを抑えるのに役立つ食生活は、がんのリスクを抑えるのにも役立つ可能性がある。

●いったん通常の離乳期を過ぎたら、牛乳は食事から除去したほうがよい。

第4章

人工ミルクは赤ん坊を病気にかかりやすくする

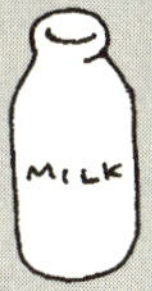

人工栄養児の悲惨な死亡率

牛乳を食事から除去するなら、その代わりになるのは何でしょうか？　牛乳の代わりになる食料について述べるとき、乳幼児は成人と区別して考えなければなりません。当然、新生児にとって牛乳に代わるものは二つあります。健康な母親の左右の乳房です。人工ミルクや豆乳はほとんどの乳児の成長を促すことができますが、事実上すべての乳児にとって理想の食料となるのは母乳です。

粉ミルクは製造開始以来この数十年間で徐々に調整されて、現在では糖質、たんぱく質、脂質の含有量が母乳に近づいています。しかし、乳児を感染症から守ること（感染防御効果）に関するかぎり、人工ミルクに母乳と同じ効果を期待することはできません。

母乳、とくに産後の数日間に分泌される初乳には、生命をおびやかす感染症にもっともおかされやすい時期に免疫を与える働き（免疫能）があります。母乳には抗体が豊富に含まれていて、そのたんぱく質は、病原菌やウイルスによる感染症から赤ん坊の体を守るために必要です。

母乳栄養児が人工栄養児よりも病気にかかりにくいことを裏づける証拠はたくさんあります。たとえば、一九三〇年代にシカゴで二万人以上の乳児を対象におこなわれた研究が、このことを具体的に示しています。

ここで注意してください。この研究がおこなわれたのは、病原菌による感染症を治療する抗生物質が出回るよりもずっと前のことです。したがって、もしこの時期に罹《り》患率や死亡率が増加したとすれば、牛乳の中に有害物質が含まれていたことか、母乳の中に抗感染性因子が欠如していたことによるものと考えられます。

最初の群（純母乳栄養群）は生後九か月間は母乳だけで育て、二番目の群（混合栄養群）には母乳に人工ミルクを足し、三番目の群（純人工栄養群）には煮沸して還元した牛乳に砂糖を混ぜて飲ませました。どの群の子どもにも生後一か月の時点からオレンジジュース、生後一か月半の時点からタラの肝油を与えました。さらに、生後五か月の時点からシリアル、生後六か月の時点から野菜を加えました。

結果はどうだったでしょうか？　生後九か月間で純母乳栄養児と混合栄養児を合わせ

た死亡率は一〇〇〇人につき一・五人の割合だったのに対し、純人工栄養児の死亡率は一〇〇〇人につき八四・七人と高い数値を示していたのです。さらに、純人工栄養児では消化器系の感染症の死亡率が四〇倍、呼吸器系の感染症の死亡率は一二〇倍に達していました。

それ以前にアメリカの八つの都市の赤ん坊を対象におこなわれた分析でも、同様の結果が報告されています。純人工栄養児は生後六か月までに死亡する可能性が二〇倍も高かったのです。

現在のアメリカでは、母乳栄養児の生存率が高いことを実証するのは困難です。たとえ命にかかわる病気におかされていても、抗生物質やすぐれた医療体制のおかげで純人工栄養児の死亡率が低下しているからです。しかし、先進的な医療体制が整っていない世界のいくつかの地域では、現在でも純人工栄養児の死亡率は容認できないほど高いというのが実状です。

たとえばチリの生後六か月間の死亡率をみると、純人工栄養児は純母乳栄養児の二倍も高くなっています。また、母乳栄養児であってもミルクを足している赤ん坊（混合栄養児）の場合、純人工栄養児にくらべて死亡率が低いわけではありません。このことはつまり、赤ん坊が母乳の恩恵に浴するには、母乳だけを飲ませなければならないこと（完全母乳）を意味しています。

チリの研究では、収入が増えるにつれて母親は母乳哺育から人工哺育に切り替える傾向があることが知られています。こういう風潮が、高収入の家庭ほど乳児死亡率が高いという衝撃的な現象につながっているのです。

母乳だけがもっている感染防御効果は、グアテマラの一連の研究でも実証されています。上下水道の設備がきわめて貧弱で衛生状態が劣悪な地域の母乳栄養児を対象に観察がおこなわれました。毎週、検便を実施して病原菌の有無を調べたところ、母乳栄養児の場合、無害な乳酸桿《かん》菌が検出されただけで胃腸炎の発作に襲われる赤ん坊は一人もいませんでした。しかし、人工栄養児の場合、胃腸炎はひんぱんにみられたのです。

母親が赤ん坊の離乳をはじめようとしたとたん、便の中の菌の種類がすぐに変わりました。便の中に大腸菌が含まれるようになったのです。この菌はさまざまな感染症を引き起こすことが知られています。とくに被害が及びやすいのは、赤ん坊の中枢神経系、肺、腎臓、血液です。大腸菌はまず腸管内に生息し、そこからほかの部位に転移します。大腸菌の繁殖を阻止できるのは母乳だけですから、純母乳栄養児には大腸菌による感染症はまったくといっていいほどみられません。

新生児室での胃腸炎の大発生は、母乳栄養によってくい止めることができます。それまでどんな努力をしても徒労に終わったのに、母乳によって抑えることができたという例は枚挙にいとまがありません。ユーゴスラビア（現セルビア・モンテネグロ）の首都ベオグラードにある新生児室で胃腸炎が大発生した事例のくわしい分析は、たいへん参考になります。新生児室に入院した合計一〇〇八人の赤ん坊に対する調査が半年間にわたっておこなわれました。この期間中、母乳だけで育てられた八八三人の赤ん坊には胃腸炎は発生せず、便に大腸菌は検出されていません。残りの一二五人の赤ん坊には、煮沸した母乳が与えられました。この群の中からは一六人が胃腸炎を起こし、全員の便から大腸菌が検出されたのです。しかし、この経験のあとで全員に生の母乳を与えたところ、二か月以内に大腸菌は新生児室から消えてなくなりました。

畜産業者は母乳の感染防御効果をよく知っています。ウシやブタの乳児が生後二四時間以内にそれぞれの種の乳を与えられなければ、胃腸の感染症を起こして死ぬことがよくあるからです。

哺乳動物の乳は、その種の乳児だけを守るようにできているようです。ほかの哺乳動物の乳を飲ませてもうまくいきません。また、乳の加熱・殺菌・成分調整は、感染防御機構を破壊してしまいます。

これまでに研究されてきた事実上すべての哺乳動物は、赤ん坊が出生時体重の約三倍になるまで母乳だけで育てられます。ゾウの場合は三年くらいかかりますが、モルモットの場合はわずか三週間程度です。人間もこの自然の摂理にしたがうなら、生後一年くらいまでは母乳だけで育てなければなりません。

衛生環境の整った先進諸国では、ほとんどの赤ん坊は人工ミルクでもよく育ちます。実際、人工栄養児の感染症の発症率は容認できないほど高いわけではありません。しかし、免疫面での恩恵に浴するのは純母乳栄養児だけです。

哺育法を金儲けの対象にしたことのツケ

不幸なことに、途上国は往々にして先進国の習慣を模倣するため、悲惨な事態が発生します。多くの女性が母乳哺育を放棄するのです。たとえばチリでは、母乳哺育をする女性の割合は二〇年もたたないうちに九五％から六％にまで激減しました。母乳哺育の期間も平均一年余りだったのが、今では平均二か月になっています。では、なぜ人工哺育に切り替えられるようになったのでしょうか？　おもな原因は次のとおりです。

●外で働く女性が増加していること
●下層階級の女性が地元の上流階級や欧米の先進工業国の女性のまねをしたがること
●国際的な保健機関を通じて粉ミルクが簡単に入手できるようになったこと
●乳業各社が猛烈で無責任な販促活動を展開していること

一部の乳業会社は、余計な需要を掘り起こすという戦略を推進してきました。南米やアフリカの女性たちは、丸々と太ったいかにも健康そうな赤ん坊が哺乳瓶の中の人工ミルクを飲んでいるポスターを医療機関で目にすると、人工哺育が推奨されていると解釈します。また、看板や雑誌の広告などでも巧妙なマーケティング手法を駆使して、母親になる女性が「モダン」な哺育法を選択するよう誘導しているのが実状です。

世界の貧しい国々のほとんどでは、人工栄養の材料は粉ミルク（育児用粉乳）の形で販売されています。粉ミルクを溶かして赤ん坊が飲んでも安全な食料にするには、計量カップ、衛生的な水、できれば消毒した清潔な哺乳瓶とゴム乳首が必要になります。ところが、貧困にあえぐ現地の女性たちにとっては、冷凍保存の設備もなく、普通の計量カップときれいな水も手に入らず、おまけに字が読めないので説明書を読むことすらできないために、粉ミルクは便利どころか不便で有害な代物なのです。

リア・マルギレス女史は「海外での粉ミルクの実態――乳児の栄養失調の輸出」と題する報告書の中で、この問題を次のように明確に要約しています。

急速に拡大しつつある未飽和の市場のシェアを強引に伸ばすために複数の企業が駆使してきた卑劣なマーケティングと販促活動の手法について、過去数年にわたって文書による証拠固めがおこなわれてきた。ジャマイカでの最近の統計によると、首都キングストンに住む母親の九割が生後六か月より前に人工哺育を開始しており、彼女たちの一四％が病院や産院で、企業から派遣された「ミルクナース（牛乳看護婦）」から粉ミルクの使用を勧められていた。

アメリカの製造元が「育児担当者」とよんでいる人たちによって推進されている常套手段だが、関係諸国でくり広げられている高圧的な販促活動のごく一部にすぎない。企業はまた、看板やラジオ、時にはテレビでも宣伝する。ミルクナースは担当地域の家庭を訪れ、営業成績に応じて歩合制で報酬を受け取ることがある。しかし、ほとんどの企業は彼女たちを雇って給料を支払い、医者と結託して病院や産院で販促活動をおこなわせている。母乳に人工ミルクを足しているナイジェリアの母親の九五％は、おもに看護婦や助産婦といった医療従事者にそうするよう指導されたと思い込んでいる。しかしその原因は、哺育法について助言をする乳業会社の職員が、母親たちの目に医療従事者のように映る服装で営業活動をしていることにある。

この点について、ネスレ社の広報担当者は「製薬会社が医薬情報担当者を医者のもとに派遣して薬の説明をさせているのと同じです」と述べて、この商慣行を正当化しようとする。だが、このたとえは間違っている。医者は、みずからが得た情報を分析して決定をする立場にある専門家だ。途上国の女性が自宅で訪問販売に対応したり病院や産院で妊婦向けの母親学級をほかの女性たちといっしょに受講したりするときに、看護婦が着ているのと同じような白衣を着た女性と対面したらどういう反応を示すかを想像するといい。白衣を着た女性は実際に看護婦かもしれないし、そうではないかもしれない。その女性は「もちろん母乳が一番です」としらじらしく切り出して母親たちを安心させるのだが、「しかし、ミルクには母乳にない利点があります」などといって結局は自社製品を勧める。看護婦に対する信頼を悪用するこの手口は、医療従事者と商品の関係を示している。乳業会社から派遣される「育児担当者」なる人物は、赤ん坊の成長に必要な配慮ではなく市場の成長に必要な力学を具現しているのだ。（引用終わり）

マルギレス女史が批判しているマーケティング手法は、大成功をおさめると同時に破壊的な悪影響を及ぼしてきました。チリで起こった出来事は、この大成功の裏に隠された悲惨な例です。生後三か月になる前から人工ミルクで育てられた赤ん坊は、純母乳栄養児よりも三倍も多く死亡したのです。

マルギレス女史によると、途上国で人工栄養児の死亡率が増加したおもな原因は、水道水の汚染、水を煮沸させる設備の欠如、母親たちが人工ミルクをつくるための説明書を読むことができないことです。彼女はさらにこう指摘しています。

栄養失調もひんぱんに発生している。この現象は「営利主義に起因する栄養失調」と表現されてきた。とはいえ、乳業会社だけが責任を負っているわけではない。この種の栄養失調は未開発や食糧不足とは直接的な関係がなく、見せかけだけの発展と営利主義に起因しているのだ。（引用終わり）

一九七三年以来、世界の貧しい国々で粉ミルクの販売にもっとも深くかかわっている数社の企業に対し、現地ではさまざまな圧力が加えられてきました。途上国の団体が「ネスレが赤ん坊を殺している」と題するパンフレットを出版したことに対し、スイスに本拠を置く同社は名誉毀損《きそん》で告訴しました。

イギリスでは、この問題は『赤ん坊殺し』（未訳、原題 ***The Baby Killer***）という本がきっかけとなって世間の注目を浴びました。著者のマイク・マラーはその本の中で、粉ミルクの製造元が哺育法を歪曲して巧妙に悪用していることをくわしく紹介しています。アメリカでは、世界最大の消費者教育機関である消費者同盟（ＣＵ）がこの実態を調査し、「利益をむさぼる業界」という報告書の中で「企業が現地住民の尊厳を踏みにじって利益追求に走ることが許容されている」と指摘しています。

哺育法を商業化して金儲けの対象にした結果、これらの途上国では多くの赤ん坊の命が失われています。また、それと同じくらい困った問題として、それでなくても貧しい国々の財源が転用されていることがあげられます。たとえばケニアでは、母親が母乳哺育をしなくなったために粉ミルクの輸入に年間一一五〇万ドルもの支出を余儀なくされているのです。この国の国民医療費全体の三分の二に相当し、外国から受けている財政支援の二割に相当する金額です。そういった観点に立つと、母乳は天然資源であるだけでなく国家の経済資源とみなすことができます。

一九八一年、世界保健機関（WHO）は、途上国での粉ミルクの販促活動を禁止することを決議し、「すべての赤ん坊は可能なかぎり母乳で育てられるべきである」という考え方を支持しました。

一九七〇年代、アメリカでは哺育法に関する静かな革命が起こりました。一九七一年、退院時に母乳栄養児は全体のわずか二五％にすぎなかったのですが、一九八〇年代に入って五八％にまで増えているのです。特筆すべきことは、牛乳を赤ん坊の食事に取り入れる時期が遅くなったことです。一九七一年、赤ん坊の六八％が生後六か月までに牛乳か無糖練乳（エバミルク）を飲んでいました。しかし、一九八一年にはその割合はわずか一七％にまで減少したのです。すべての赤ん坊を育てるのに最適な栄養法は母乳栄養であるという事実は、アメリカ小児科学会やアメリカ小児科協会、小児科学術研究協会、小児科外来協会によって支持されるようになりました。全米酪農・乳業協議会ですら、生後六か月までの赤ん坊には牛乳は食料として不適切であることを公然と認めるようになっています。これは前進ではありますが、完璧であるとはいえません。

衛生環境の整っている先進諸国では、母乳で育てられない場合は人工ミルクで育てることができます。お金のかかる哺育法ではあるのですが、健全な栄養学的原理にもとづいていますから赤ん坊は育ちます。しかし、生後一年間は母乳だけで育てるのが理想です。それができない場合にかぎり、生後一年間は人工ミルクで育てるといいでしょう。その際、成分無調整の牛乳をそのまま赤ん坊に与えてはいけません。また、生後一年が経過すれば、どのような種類の牛乳も必要ありません。子どもは成人と同じように、牛乳をまったく飲まなくても健康に生きていくことができるからです。

この章のポイント

- 人工ミルクは成分的には母乳に近づいているが、感染防御効果の点で母乳に近づくことはできない。
- 赤ん坊が感染防御効果という母乳の恩恵に浴するには、母乳だけを飲ませなければならない。

●母乳の加熱・殺菌・成分調整は、母乳が本来もっている感染防御機構を破壊する。
●病院と産院は乳業会社と結託し、企業から派遣された女性が看護婦と同じような服装で粉ミルクの営業活動をする販売所と化している。
●先進国の乳業各社が哺育法を商業化して金儲けの対象にした結果、途上国では多くの赤ん坊の命が失われている［訳注：一九八一年に世界保健機関の総会で制定された「母乳代替品の販促活動に関する国際基準」に対し、日本政府は「乳業の発展を妨げる」として棄権している。また、日本の一部の乳業会社は、東南アジアなどでの粉ミルクの販促活動について国際児童基金から基準を守るようクレームをつけられた］。
●いったん離乳期を過ぎれば、ヒトは牛乳をまったく飲まなくても健康に生きていくことができる。

第5章

牛乳はカルシウム源として不適切

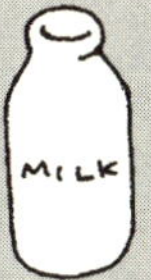

カルシウム所要量の落とし穴

「でも、先生、もし牛乳を飲むのをやめたら、私の骨や歯はどうなるのでしょうか?」

牛乳を飲まないよう指導すると必ずといっていいほど耳にするのが、この類いの質問です。国民のほとんどは、牛乳にはカルシウムが豊富に含まれていると思い込んでいます。また、強い骨と健康な歯をつくるには多量のカルシウムを摂取する必要があると思い込んでいます。しかしそれというのも、酪農・乳業界が人びとにそのように教え込んでいるからにほかなりません。

国民のほとんどが知らない、あるいは思いもよらない事実を指摘しましょう。世界の大多数の人びとは、私たちが信じている「所要量」の半分以下しかカルシウムを摂取していないのに、総じて強い骨と健康な歯をもっているのです。

一リットルの牛乳には約一二〇〇ミリグラムのカルシウムが含まれています。なるほど牛乳がカルシウムの豊富な食品の一つであることは間違いありません。全米科学アカデミーの食品栄養委員会は成人に対し、一日に食事から八〇〇ミリグラムのカルシウムを摂取するよう推奨していますが、ほかの著名な機関は同じ研究をおこなって異なる結論に達しています。たとえばイギリスとカナダでは一日のカルシウム所要量は五〇〇ミリグラム、世界保健機関（ＷＨＯ）の食品農業部門が推奨している一日のカルシウム所要量はわずか四〇〇～五〇〇ミリグラムにすぎません。

なぜ意見が一致しないのでしょうか？　カルシウム所要量を確定するのは、きわめて複雑な作業だからです。食品中のカルシウムの量は、体がどれだけの量のカルシウムを吸収するかを決定する要素の一つにすぎません。多くの食品がカルシウムの腸管からの吸収を阻害することがあります。たとえば、食品中に含まれるリン、食物繊維、たんぱく質の量がそうです。また、ビタミンＤと体内で分泌される各種のホルモンが、体内でのカルシウムの吸収を促進するうえで重要な役割を果たします。

食品中に含まれているカルシウムの量（含有量）とそれが血液に流入して最終的に骨や歯に届く量（吸収量）には因果関係がありません。このことをもっとも端的に示しているのが、母乳栄養児と人工栄養児を比較した研究です。前述のとおり、牛乳には一リットルにつき約一二〇〇ミリグラムのカルシウムが含まれています。一方、母乳には一リットルにつきわずか約三〇〇ミリグラムのカルシウムしか含まれていません。しかし、これだけの差があるにもかかわらず、母乳栄養児のほうが人工栄養児よりも多くのカルシウムを吸収しているのです。

その原因は、牛乳がカルシウムだけでなくリンを多く含んでいることです。カルシウムとリンの比率は二対一よりもやや大きいのですが、リンは腸管内でカルシウムと結合するためにカルシウムの吸収を阻害することがあるのです。多くの栄養学者が「カルシウムとリンの比率が二対一以下（たとえば三対一とか四対一）の食品だけをおもなカルシウム源として利用すべきだ」と主張しているのは、そういう理由によるものです。

骨粗鬆症の実態

成人のカルシウムの問題に話を戻しましょう。世界中の人びとを対象に骨密度（骨の強さ）を調べる研究がおこなわれました。カルシウムの一日の摂取量がアメリカで推奨されている量とほぼ同じ人びとと、アメリカ人の半分以下しか摂取していない人びと（おもにアフリカの原住民）を比較したところ、カルシウムの摂取量が少ない人びとのあいだに骨がもろいという証拠はみられなかったのです。

こういった研究がますますさかんにおこなわれるようになって、人間が健康を維持するためにどれくらいの量のカルシウムを本当に必要としているかについてはほとんどわかっていないことが明らかになってきました。カルシウムは摂取量が多すぎても少なすぎても健康に害を及ぼすおそれがあることはよく知られています。しかし、カルシウム不足というのはどれくらいの量を指すのかは、依然として謎なのです。アフリカ諸国とアメリカの黒人の場合、ほとんどの白人にくらべてカルシウムの摂取量ははるかに少ないのですが、骨粗鬆《しょう》症（骨に細い孔《あな》がたくさん生じて骨全体がもろくなること）の発症率は低く、かえって骨密度は高いくらいなのです。この発見をもとに南アフリカの医学学術調査研究所のアレクサンダー・ウォーカー博士は、「人間にとってカルシウム不足が存在するという確たる証拠はない」と述べています。

ウォーカー博士の見解は極論のように思えるかもしれませんが、ＷＨＯの専門家グループは「一日のカルシウム摂取量が三〇〇ミリグラム未満であっても、健康に害を及ぼすという確たる証拠はない」と結論づけています。一日に三〇〇ミリグラムのカルシウムというのは、コップ一杯の牛乳に含まれているカルシウムの量に相当します。

より慎重な結論、といっても世間の常識とは相いれないのですが、アメリカ小児科学会の栄養委員会は次のように述べています。

「カルシウム所要量という観点からだけみても、一般の健康情報であれ公式の発表であれ、子どもと成人に推奨されている一日の牛乳の消費量（子どもにはコップ三杯かそれ以上、成人にはコップ四杯かそれ以上）は、正常な骨格、歯、全身の成長と発達のために必要な量を上回っている可能性がある」

状況証拠から判断して、人体は、食物から摂取するカルシウムの量に順応できることは明らかです。カルシウム摂取量が減れば、必要に応じてカルシウム吸収量が増えるようになっているのです。

アメリカ人は一日平均八〇七ミリグラムのカルシウムを牛乳から摂取しています。ほかの国民がどれくらいの量のカルシウムを牛乳から一日に平均して摂取しているかを調べたところ、スペイン人は三〇八ミリグラム、ブラジル人は二五〇ミリグラム、台湾人は一二三ミリグラム、ガーナ人は八ミリグラムとなっています。しかし、これらの人びとは歯がないわけでも、骨折をくり返して寝たきりになっているわけでもありません。

牛乳よりも好ましいカルシウム源となる食品

人はだれでもいくらかの量のカルシウムを必要としています。幸い、カルシウムを豊富に含む食品はいくらでもあります。たとえば、ブロッコリーやキャベツ、カブなどの野菜類、インゲン豆や大豆などの豆類、小麦粉などの穀類、イワシやサケなどの魚類、それ以外にも牡《か》蠣《き》やアーモンドなどは、すばらしいカルシウム源になります。

「でも、先生、もし牛乳を飲むのをやめたら、私の骨や歯はどうなるのでしょうか?」

大丈夫です。どうなるということはありません。

この章のポイント

●世界の大多数の人びとは、比較的少ない量のカルシウムしか摂取していないのに、総じて強い骨と健康な歯をもっている。
●母乳は牛乳にくらべてカルシウムの含有量がわずか四分の一しかないが、母乳栄養児のほうが人工栄養児よりも多くのカルシウムを吸収している。
●牛乳には腸管内でのカルシウムの吸収を阻害するリンが多く含まれているために、カルシウム吸収率はかえって悪い。
●世界保健機関の専門家グループは「一日のカルシウム摂取量が三〇〇ミリグラム未満であっても、健康に害を及ぼすという確たる証拠はない」と結論づけている［訳注：日本人成人一人一日あたりのカルシウム所要量は六〇〇ミリグラム］。
●人体は、食物から摂取するカルシウムの量に順応できる。
●野菜やその他の食品のほうが牛乳よりもすぐれたカルシウム源となる。

第6章

牛乳にありがちな
風味の劣化と細菌の汚染

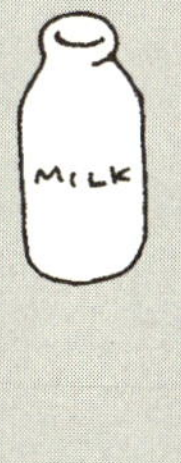

牛乳の風味の問題

「今回、調査の対象となった多くの牛乳・乳製品の品質は、じつに嘆かわしい状況にある」と、消費者同盟の調査報告書は結んでいます。

『コンシューマー・レポート（消費者報告）』（一九七四年一月刊行）に掲載されたこの調査報告書には、「牛乳の品質はなぜこれほど劣悪なのか」という的確な表題がつけられていました。

牛乳を完全食品だと思い込んでいる国民は、牛乳が欠陥商品であるなど思ってもみないようです。消費者同盟の研究者たちは牛乳の実態を調査し、風味、細菌汚染、望ましくない添加物という基準で評価しました。その内容を知れば、牛乳中毒の人ですら牛乳を買いに行かなくなるでしょう。

調査の対象となったのは、アイオワ、アーカンソー、イリノイ、カンザス、ミズーリの各州の工場で製造された牛乳です。この五州で全米の牛乳生産量の約一一％を占めます。二五の製造元の製品を少なくとも三つずつ調べたところ、風味をそこなうような欠陥がまったくなかった製品は全体の一二％しかありませんでした。同じ製造元の牛乳であっても風味にかなりの差があるので、牛乳を選ぶ際にブランド名を信頼することはできないことがわかりました（もし仮にコカ・コーラの風味がボトルごとに違っているとしたら、消費者は満足するでしょうか？）。

牛乳のサンプルの三分の一以上が、牛が搾乳前に食べた飼料の味がしました。牛が野生のニンニクやタマネギを食べれば、においが数時間以内に乳から漂います。さらに具合の悪いことに、牛が野生のニンニクのにおいを嗅いだだけでも、そのにおいが数分以内に乳から漂ってしまうのです。トウモロコシ、カラスムギ、ライムギといったほとんどの牛の標準的な飼料、リンゴ酒の絞りかす、カブ、苦味を含んだ各種の植物もまた、牛が食べたあとで、においが乳から漂います。こうした現象による風味の劣化を防ぐには、搾乳前の数時間は飼料をいっさい与えないようにしなければなりません。搾乳の直前までずっと飼料を与えていたなら、牛乳のにおいは牛の食事内容を反映します。

牛乳の多くはまた、加熱処理をした風味がします。牛乳があまりにも長いあいだ高温で保存されるという、ずさんな加工の仕方が原因です。牛乳の加熱処理は殺菌には必要ですが、超高温で処理されたり長時間その状態で保存されたりすると、結果は味覚ですぐに感じとれます。煮沸した牛乳を飲んだときのことを覚えているでしょう。

多くの牛乳は飼料のにおいがわずかに漂い、加熱処理をした風味が残っているだけでなく、味がなかったり酸っぱい味がしたりします。酸化の原因は不適切な冷凍か、容器の中の化学物質が牛乳中に溶け込んでいることです。さらに具合の悪いことに、普通牛乳のサンプルの一つは石鹸のような味がしたそうです。

牛乳の細菌汚染の問題

牛乳が無菌状態かどうかを検証しましょう。サンプルの多くはこの点でも失格でした。健康な牛から搾った乳には、つねに細菌が含まれています。たいていの場合、糞便が牛の乳房と乳首に付着することが原因です。酪農家はこの害をよく知っていますから、搾乳の前後に牛の乳房を清潔にするのが普通です。それだけではなく、搾乳機もつねに清潔にしておかなければなりません。いったん搾られた牛乳は、大気中の微生物によってさらに汚染されるおそれがあります。生ぬるい牛乳は、これらの細菌の多くにとって発育しやすい良好な培養基になります。ただし、牛乳を急速に冷やすならば、害を及ぼすおそれのある微生物の繁殖を防止することができます。

牛乳を常温で保存しておくと必ず細菌で汚染されてしまいますから、殺菌のために工場で加熱処理されます。大腸菌群や結核菌群などの病原菌を死滅させるための処置です。牛乳に通常含まれる微生物を加熱処理によって減らすことで、牛乳の保存期間を延長することが可能になります。しかし、牛乳の中にたいてい含まれている酵素を不活性化するために風味がそこなわれることがあります。

非加熱の牛乳を飲むと伝染病の原因になることがありますから、アメリカ公衆衛生局は伝染病の発生を回避するための規格を設けています。それによると、加熱処理をした牛乳には一ミリリットルあたり二万を超える細菌がいてはいけないことになっています。

ここで気をつけてください。政府は、加熱処理をしたあとの牛乳が無菌状態であることを期待しているわけではありません。細菌数を適度な最小限にとどめることを期待しているだけなのです。適切に冷蔵していない牛乳の中では、細菌は急速に繁殖します。冷蔵庫内の標準的温度である摂氏約四度のもとでは、微生物の数は三五時間から四〇時間ごとに倍増します。微生物がもともと多すぎる場合、数日間の通常保存のあとでは莫大な数に増えます。消費者同盟の研究者たちは、七つのサンプルの細菌は一ミリリットルあたり一三万を超えていることを発見しました。あるサンプルでは細菌数がほぼ三〇〇万、別のサンプルでは無数の細菌が繁殖していました。

これらの細菌は無害かもしれませんし、有害かもしれません。要するに、一部の牛乳には無数の細菌が含まれており、消費者はお金を払ってどれくらいの数の細菌を買っているかわかったものではないということです。

残留農薬の毒性の問題

風味がそこなわれ、細菌で汚染されていることがわかっても牛乳を飲むのをやめようとしない人のために、消費者同盟の研究者たちが発見した別の事実を紹介しましょう。

二五の牛乳のサンプルの中で、農薬が検出されなかったのは四つしかなかったのです。残りの二一のサンプルからは塩素化炭化水素殺虫剤の残留分が検出されました。塩素化炭化水素は人体に悪影響を及ぼすと考えられており、体内に蓄積すると先天異常の原因となる突然変異を引き起こす疑いが濃厚になっています。また、発がん性のおそれもあります。

『コンシューマー・レポート』は、「牛乳中に検出された農薬の量は食品医薬品局（FDA）による基準値を下回っていた」と報告しています。FDAは、少量の発がん物質であれば健康に問題はないという考え方にもとづいて判断をします。しかし、多くの科学者は発がん物質に関するかぎり「許容量」というのはないと確信しています。消費者同盟の牛乳に関する専門家は、「前述した五州すべてで生産されている牛乳にはなんらかの害が潜んでいると考えられる」と述べています。

消費者同盟の研究者たちは、「抗生物質やアフラトキシンが混入した牛乳は見当たらなかった」と報告しています（アフラトキシンはカビの生えた動物性飼料に含まれる毒性物質で、哺乳動物にとっては発がん性のおそれがあります。牛がカビの生えた飼料を食べると、アフラトキシンが乳の中に現れます。しかし、牛乳を飲む人にとって幸いなことに、アフラトキシンが混入されていることはめったにありません。抗生物質、おもにペニシリンは、乳房炎の治療のために牛に投与されます。ペニシリンの投与から四八時間が経過するまでは搾乳してはいけないことになっています。しかし、この予防措置はあまり守られていませんから、微量のペニシリンが牛乳の中から検出されることがあります。

ペニシリンに対してアレルギーを起こす人（全国民の推定一％程度）は、それが混入している牛乳を飲んだあとでペニシリンアレルギーの症状を示すことがあります。具体的には、じんましん、くしゃみ、ぜんそく、発疹です。

牛乳とにきびの関係

多くの牛乳に混入しているもう一つの物質はプロゲステロン（黄体ホルモンの一種）で、妊娠している牛の乳の中に混じっています。ジェローム・フィッシャー博士は

「乳汁を分泌している牛の約八割は妊娠しており、そういう牛はたえずホルモンを分泌している」と指摘しています。

プロゲステロンはアンドロゲンに分解されますが、アンドロゲンはにきびの一因にあげられています。にきびというと三十代以上の人にとっては思い出深いものですが、これは思春期の悩みの一つです。思春期はまた、牛乳を多飲する時期でもあります。十代の若者の中には、一日に牛乳を三、四リットルも飲んでいることを自慢する者すらいるほどです。フィッシャー博士は、思春期のにきび患者が牛乳を多飲していることを発見しました。さらに重要なのは、その患者たちが牛乳を飲むのをやめたとたん、にきびが改善することを発見したことです。牛乳中のホルモンが思春期のにきびの原因になっているというフィッシャー博士の仮説にすべての皮膚科医が賛成しているわけではありませんが、顔を醜くするおそれのある不可解な症状の一因になっている可能性があるという仮説には一理あると感じている皮膚科医は大勢います。

消費者同盟は牛乳を再検証し、そのときの発見を『コンシューマー・レポート』で報告しました。記事の見出しは「牛乳――もっといい味になるのか、もっと値段を下げられるのか?」で、答えはどちらも「イエス」でした。

調査の結果、全サンプルの半分弱に大腸菌が検出されました。研究者たちはこう述べています。

「細菌数が多いからといって公衆衛生の点で害があるとはいえない。天文学的な数であっても良性の細菌の場合は安全だし、数が比較的少なくても病原菌の場合はかなり危険だ。とはいえ、細菌数は牛乳の衛生上の品質を大まかに示している。また、たいていの場合、細菌数が多いことは、牛乳がすぐに腐りやすいことを意味する」

この調査では、「塩素化炭化水素の農薬や抗生物質は大量には残留していない」と指摘しています。しかし、「大量」とはどれくらいの量を指すのかは明記されていません。

また、さまざまな種類の牛乳のナトリウム含有量が、アメリカ農務省の発表よりも一リットルにつき約二五~四〇ミリグラム多いことがわかりました。低ナトリウム食を心がけている人たちにとっては悪報です。

さらに、牛乳の賞味期限の基準についても地域によって大きなばらつきがありました。アメリカ中部から北部にかけての州はとくにそうですが、賞味期限内の牛乳で「味がいい」「たいへんいい」と判断されたのは、全体の三分の二しかありませんでした。

以上で牛乳について概観しました。牛乳は人間にとって栄養価があるという根拠がほとんどないだけでなく、風味がいいとはかぎらず、細菌で汚染され、実際に健康被害を及ぼす物質を含んでいるおそれがあるのです。

近ごろ、あなたの牛乳はいつもと違う味がしませんか？

この章のポイント

●冷蔵庫内の標準的温度である摂氏約四度のもとでは、牛乳中の微生物の数は三五時間から四〇時間ごとに倍増する［訳注：現在の日本では、摂氏一三〇度前後で二、三秒加熱する超高温加熱法が一般的。この処理によって牛乳中の細菌数はほぼゼロになり、風味もそこなわれないが、無菌充てん法と組み合わせないかぎり、処理後の容器への充てんは厳密な無菌状態ではおこなわれないので再汚染の可能性が残る］。

●ペニシリンに対してアレルギーを起こす人は、それが混入している牛乳を飲んだあとでじんましん、くしゃみ、ぜんそく、発疹を起こすおそれがある。

●多くの牛乳に含まれている黄体ホルモンの一種、プロゲステロンはアンドロゲンに分解されるが、これが思春期のにきびの一因になっている可能性がある。

●牛乳は風味がいいとはかぎらず、細菌で汚染され、実際に健康被害を及ぼす物質を含んでいるおそれがある。

第7章 難病の原因は牛乳だった

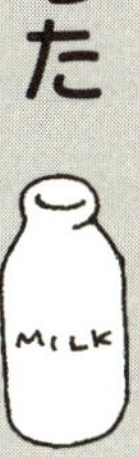

牛乳は白血病を引き起こす？

下痢、胃けいれん、胃腸の出血、鉄欠乏性貧血、発疹、アテローム硬化、にきび。牛乳を飲むことにともなう障害を列挙するなら、それだけではすみません。耳の感染症と気管支炎もそうです。それ以外にも、白血病、多発性硬化症、リューマチ性関節炎、虫歯の原因となるおそれもあることが指摘されています。

これまで本書で、十分に根拠のある事実を論じてきました。さらに、たいへん気がかりな学説をいくつか紹介しましょう。たいへん気がかりというのは、まだ牛乳を飲んでいる読者にかぎっての話ですが。

イギリスの権威ある医学雑誌『ランセット』に、「牛には要注意」と題する論説記事が掲載されました。冒頭には、「牛肉が成人の大腸がんと関係している可能性があるという証拠とともに、今度は子どもにも牛の新しい脅威が迫っているという情報を入手した」と書かれています。

その論説記事には、非加熱の牛乳をチンパンジーの赤ん坊に飲ませたところ、六頭のうち二頭が白血病におかされて死んだという実験結果が書かれていました。それまでチンパンジーには白血病は観察されたことがありませんでした。チンパンジーに与えられた牛乳が特殊であったことは付記しておかなければなりません。ウイルスにおかされた牛の乳だったのです。そのウイルスは牛型白血病ウイルスとよばれ、牛に自然感染し、牛型白血病を引き起こすと考えられています。

この種の牛型白血病は、二〇世紀初頭のヨーロッパで最初にみつかりました。その後すぐに世界中で観察され、あらゆる種類の牛がおかされる可能性があることが判明しました。この病気は牛のあいだで伝染し、遺伝因子があると思われる牛が雌雄に関係なくもっともおかされやすいことが知られています。ウイルスは羊にも感染しますが、チンパンジーというヒトにたいへん近い種に伝染したことはこれまで一度もありませんでした。

チンパンジーの実験では、六頭がこの病気におかされている牛の乳を出生時から飲み、別の六頭はこの病気におかされていない牛の乳を飲みました。病気の牛の乳を飲んだチンパンジーのうちの二頭は、病気に六週間おかされた末、それぞれ生後三四週目と三五週目で死にました。二頭は牛型白血病におかされていただけでなく、チンパンジーにはあまりみられない伝染性肺炎にもおかされていたことがわかりました。

チンパンジーにうつる可能性のある伝染病のほとんどは、人間にもうつるおそれがあります。現時点では、牛型白血病ウイルスが人間に感染したという証拠はありません。しかし、その可能性が残ることから、『ランセット』の論説記事は前述したように「牛には要注意」と警告しているのです。

この気がかりな見通しについては、ペンシルベニア大学獣医学部のフェラー、ケニオン、グプタの三人の獣医が『サイエンス』誌に投稿した報告書の中でも述べています。牛型白血病ウイルスに自然感染した二四頭の乳とその生細胞を子羊に接種したところ、二四頭の乳牛のうち一七頭に感染力のあるウイルスがあることがわかりました。牛乳を加熱処理すれば、この感染力は破壊されると考えられていますが、三人の獣医は次のような結論をくだしています。

「これまでの疫学調査では、人間と牛の白血病のあいだには関連性がみられなかったが、かなり多くの症例を対象とした最新の調査では、牛の白血病と牛型白血病ウイルス感染の発生率が高い地域で人間の急性リンパ系白血病が統計的に顕著な増加を示していることが判明した。牛型白血病ウイルスが人びとの健康に害を及ぼすかどうかという問題は、ウイルス学的・免疫学的な方法を駆使して解明する必要がある」

多発性硬化症と牛乳の関係

多発性硬化症は徐々に悪化する神経の病気で、発音障害と視力障害を起こし、筋肉の機能に異常をきたすことがあります。多発性硬化症の発生は独特の地理的分布を示しますが、原因はまだ十分に解明されていません。アメリカのように広大な国土をもつ国では、多発性硬化症は寒い地域によくみられます。世界中の調査によると、この病気は赤道近辺ではめったにみられません。多くの研究者は、多発性硬化症の原因がウイルスであり、免疫に異常を起こした人が犠牲になると考えてきました。

この病気の地理的分布の特異性に注目したミシガン大学のバーナード・アグラノフ博

士とデイビッド・ゴールドバーグ博士は、この病気を解明する手がかりとなるいくつかの因子と環境因子との関係を調査することにしました。

二人の科学者は、多発性硬化症で死亡した約二万六〇〇〇人のアメリカ人の地理的分布を調べました。その結果、アラバマ、ジョージア、テネシーといった南部の州における多発性硬化症の発生数は、人口比にもとづいて予想された数値の半分程度にすぎないことがわかったのです。多発性硬化症とさまざまな因子との関係を調べたところ、財産や教育とは関係がなく、医師や病院、病床、介護施設の数とも関係がなかったのですが、牛乳の消費量ともっとも密接な関係があることがわかりました。

アグラノフ博士とゴールドバーグ博士は驚きました。二人は諸外国についても同様の関連性があるかどうかを調べるために二一か国の実態を調査したところ、やはり、多発性硬化症は牛乳の平均的消費量とだけ密接な関係がみられたのです。

しかし、牛乳を飲むことが多発性硬化症の発症リスクをどのように高めるかについてはまだ明らかになっていません。研究者たちは、牛乳を多飲する人たちの神経系が乳脂肪によって異変を起こしたことが原因ではないか、あるいは、牛乳に含まれる未知の毒性物質か感染症を起こす物質に起因するのではないかと推測しています。

研究者たちはこの理論を実証するためにさらに研究が必要だと考えていますが、研究結果の結びの文は、前述した『ランセット』の論説記事にあった助言とたいへんよく似ています。「ヒトの乳児にとって、牛乳は不幸な母乳代替品であり、離乳後はリスクの大きい食品であるかもしれない」というのです。

筋萎縮性側索硬化症

テキサス州ヒューストンにあるベイラー医科大学の研究グループが、牛乳を飲む習慣と筋《きん》萎縮性《いしゅくせい》側索《そくさく》硬化症の因果関係を指摘しました。この病気も多発性硬化症と同様、あまり解明されていない神経の病気です。筋萎縮性側索硬化症は、この病気で死亡した有名な大リーガーにちなんで「ルー・ゲーリッグ病」という呼称で一般に知られています。

神経学の専門家たちが二五人の患者の多くの因子を分析し、同様の年齢、人種、経済的事情、教育水準の二五人の健常者と比較したところ、患者は鉛と水銀にさらされる度合いが大きく、スポーツをよくする傾向があり、牛乳をより多く飲んでいることがわかりました。これは要注意です。

未成年者のリューマチ性関節炎

アラバマ州モンゴメリー在住の小児科医ダン・バゲット医師は、患者の食生活の影響をかなり注意深く観察した結果、牛乳を飲む習慣と未成年者のリューマチ性関節炎のあいだに密接な関係があると確信しています。以下、バゲット医師の文章です。

私はこれまでに、早期リューマチ性関節炎の兆候と症状をもつ子どもを何人も診察してきました。その中の数人は、親だけでなく私も驚くほど病状が進行していましたが、幸運にも、過去八年間にわたって一人の例外もなく、牛乳・乳製品を食事から除去するだけで病状をやわらげ、子どもたちを健康な状態に確実に戻すことができました。ある女の子は、リューマチの著名な専門医から真性のリューマチ性関節炎と診断されて治療を受けてきたのですが、私のもとで指導を受けて牛乳をやめたところ症状がかなり改善し、たいへん喜んでいます。（引用終わり）

バゲット医師と同様の臨床経験をもっている小児科医は、ほかにも大勢います。リューマチ性関節炎の痛みと関節の腫れは、牛乳アレルギーの表れの一つかもしれません。牛乳アレルギーは、多くの微妙で不可解な形態をとるものなのです。

反社会的行動

奇妙で不可解な観察はほかにもあります。ワシントン州タコマの研究者たちによる報告を紹介しましょう。

アレクサンダー・シャウス博士と彼の同僚が、牛乳を多飲する習慣と反社会的行動のあいだに明白な関係があることを突きとめました。食生活の観点から未成年犯罪者をほかの青少年と比較してみると、未成年犯罪者は一〇倍も多く牛乳を飲んでいることがわかったのです。彼らは野菜や果物をあまり摂っていませんでした。

シャウス博士はこの調査を継続中ですが、牛乳を多飲する習慣が一種の「たんぱく質による興奮」を引き起こして犯罪につながったのか、バランスの悪い食生活を反映しているだけで、たんなる偶然なのかは現時点ではわかっていません。

牛乳と虫歯の関係

牛乳を飲む習慣が実際に虫歯につながる可能性があるというのは、まさに皮肉というよりほかありません。ほとんどの母親は子どもの歯と骨が強くなることを期待して牛乳を飲ませているからです。

ペンシルベニア大学で歯科学を研究するフランシス・カスターノ博士は、牛乳を飲む習慣が状況によっては歯をむしばむおそれがあると確信しています。多くの母親は人工ミルクの入った哺乳瓶を赤ん坊に与えて寝かしつけます。赤ん坊は満足げにゴム乳首を吸い、すやすや眠るのですが、そのあとで問題が発生するのです。赤ん坊が人工ミルクを飲み終わると、それが歯を侵食しはじめるからです。

睡眠中は唾《だ》液の分泌がかなり減少します。口内に残っている牛乳は消化も洗浄もされず、歯に付着して酸化し、口内に生息する細菌にとって格好の栄養源になります。この細菌は歯垢を形成する原因となり、歯の表面を腐食します。カスターノ博士によると、赤ん坊にミルクを飲ませて寝かしつける習慣のために虫歯の進行がかなり速まることがあり、母親は「子どもの歯が溶けているみたいです」と歯医者に報告するそうです。生後一年を過ぎたあとでもこの習慣を継続すると、その傾向はさらに顕著になります。

カスターノ博士は、この問題を予防する手段として母乳哺育を推奨しています。哺乳瓶を就寝時に与えるなら、その中には水を入れておくといいでしょう。

もし私たちが牛乳ではなく水を飲むようにすれば、この章で述べた病気の多くは自然に消え去るはずです。

この章のポイント

- ある調査では、牛の白血病と牛型白血病ウイルス感染が多発している地域で人間の急性リンパ系白血病が統計的に顕著な増加を示していることが判明している。
- 多発性硬化症は牛乳の消費量ともっとも密接な因果関係がある［訳注：多発性硬化症は欧米では白人を中心に推定一〇〇万人以上の患者がいる。近年、日本でも患者数が増加し、一万人に迫る勢いをみせている。十代から四十代の女性が発病するケースが多いが、良性であれば再発しても障害は残らない］。
- 筋萎縮性側索硬化症は牛乳飲用の習慣と因果関係がある。
- 未成年者のリューマチ性関節炎は牛乳飲用の習慣と因果関係があり、牛乳を食事から除去するだけで病状が改善・完治したという多くの小児科医からの報告がある。
- 人工ミルクを飲ませながら子どもを寝かしつける習慣は、虫歯の原因になる可能性がある。

第8章

事実を歪曲している牛乳の宣伝と報道

連邦取引委員会の判断

「牛乳はみんなに必要です」
「牛乳を飲んで栄養を摂りましょう」
「牛乳を毎日欠かさず飲みましょう」
「牛乳は完全食品です」

だれでも乳業各社によるこれらの広告を一つは目にしたことがあるはずです。ところで、一九七四年四月付けの『ニューヨーク・タイムズ』紙には、「連邦取引委員会、牛乳の広告キャンペーンを詐欺的商行為と判断」という見出しが躍っていました。たとえその見出しを目にしたとしても、ほとんどの人は記事を読まなかったでしょうし、読んだとしても、だれもその内容を信じなかったでしょう。

一九七四年、連邦取引委員会はついに酪農・乳業界に対してしかるべき処置を取ることを決定し、カリフォルニア牛乳生産者諮問委員会と広告代理店のカニンガム・アンド・ウォルシュにクレームをつけました。酪農・乳業界によるこういった牛乳の宣伝活動を「欺瞞に満ちた、誤解を招く、不正な広告」として非難したのです。

酪農業界はショックを受けました。「牛乳はみんなに必要です」と公言しただけではないか、というわけです。人びとはこのキャッチフレーズをずっと耳にしてきました。しかし今回、連邦取引委員会はこのキャッチフレーズそのものに疑問を投げかけたのです。当然でしょう。人間には牛乳は必要ではなく、健康を害するおそれがあることを裏づける科学的根拠が数多く発表されているからです。本書で述べた事実の多くも、連邦取引委員会のクレームに含まれていました。たとえば、国民の多くが乳糖不耐症であること、子どものあいだで牛乳アレルギーが多発していること、牛乳を飲むことで心臓病のリスクが高まることなどです。

有名人を利用した無節操な販促活動

連邦取引委員会が酪農・乳業界にクレームをつけたのは、牛乳の売り上げを伸ばす大規模な販促活動が展開されているさなかでした。当時、カリフォルニア・オレゴン・ワシントン酪農家組合がテレビ、ラジオ、新聞を使って営業攻勢をかけていました。「牛乳はみんなに必要です」というキャッチフレーズを世間に行き渡らせるために起用されたのは、マーク・スピッツ、ビダ・ブルー、レイ・ボルジャー、アビゲイル・バン・ビューレン、フローレンス・ヘンダーソンといった有名人です。

たとえば、アビゲイル・バン・ビューレンは「牛乳を飲んでいるおかげで風邪をひかなくなった」といい、レイ・ボルジャーは「私が関節炎をわずらうこともなくダンサーとして長年活躍できた一因は、牛乳をしっかり飲んできたからだ」と主張しました。

有名人たちはどうしてこんなに見当違いのことをいうのでしょうか？　アビゲイル・バン・ビューレンは多くの新聞に登場する人生相談の回答者ですから、人びとは経験に富んだ賢明なアドバイスを期待しているはずです。また、ビダ・ブルーは大リーグで年間二〇勝をあげた偉大な投手ですし、マーク・スピッツはオリンピックでいくつもの金メダルを獲得した水泳選手です。これほどのスポーツ選手なら、正しい食生活の知識をもっていてもいいはずなのですが。

有名人を利用するやり方は人目を引く販促活動ではあったのですが、内容的には正確さを欠いていました。そこで酪農・乳業界はすぐに次の手を打ちました。連邦取引委員会が正式に異議申し立てをおこなう前に、宣伝文句を「牛乳はみんなに必要です」から「牛乳にはみんなのための何かが含まれています」に変更したのです。いやはや、これではクレームのつけようがありません。

とはいえ、その「何か」というのは、下痢、鉄欠乏性貧血、さらには心臓発作まで引き起こすおそれのある代物なのです。

消費者に利益をもたらさない宣伝

宣伝にかかる費用はすべて、牛乳の価格に上乗せされます。生産者は宣伝料を支払い、消費者は牛乳の代金を支払います。酪農家はこの積極的な広告戦略によって収益力を高めるためにみずからに重い負担を強いているのです。最近、ニューヨーク州の酪農家は牛乳の売り上げを伸ばすために年間五〇〇万ドルもの広告宣伝費を拠出することを決定しました。同州の酪農家は全部で一〇〇万頭以上の乳牛を飼っており、年間の牛乳生産量は約四七〇万トンにのぼります。

酪農家は、ニューヨーク市民が以前ほど牛乳を飲まなくなっていることをよく知っています。一九五〇年代後半、ニューヨーク市民は牛乳を一日平均五〇〇ミリリットルほど飲んでいたのですが、一九八〇年代に入ってからは三三〇ミリリットルほどしか飲んでいないのです。その結果、牛乳消費量は一人につき年間約六〇リットル減少しました。ニューヨーク市全体では年間約四億二〇〇〇万リットルの減少です。

酪農家がすすんでみずからに重い負担を強いるのは、全米酪農協会が朗報を提供したからです。同協会によると、牛乳の宣伝のために対象地域の住民一人につき一五セントの投資をすれば、新たに一ドル六八セントの利益をもたらすというのです。今度、牛乳を称賛するセリフをどこかで耳にしたら、消費者に利益をもたらすことが目的ではないことを肝に銘じたほうがいいでしょう。

国民の牛乳信仰はどうやって生まれたか

先に紹介した連邦取引委員会のカリフォルニアでの活動が画期的な出来事だったのは、もう一つ理由があります。これまでずっと酪農・乳業界は連邦政府と連携して牛乳の販促活動を展開してきました。それを象徴する具体例は、アメリカ農務省が発行している『家族の食事の中の牛乳』という小冊子です。主婦向けに作成されたこの手引書は、「牛乳は、家族全員に毎日必要な基本食品です」という文ではじまっています。今回、連邦政府の独立行政機関である連邦取引委員会が異議申し立てをしたことに対して、酪農・乳業界がショックを受けたのもうなずけるでしょう。

ところで、『家族の食事の中の牛乳』という小冊子ですが、印刷はアメリカ政府の印刷部門が担当しています。その費用をまかなっているのは、われわれ納税者です。この小冊子は、「しっかり牛乳を飲みましょう」と題された『家庭と園芸広報　第五七号』という出版物につづいて刊行されたのですが、じつはこれも、牛乳を飲むことを国民に奨励する目的で書かれたものでした。

全米酪農・乳業協議会は、牛乳の効用を疑問視する愚かでアメリカ人らしくない人物の言動をチェックするために設置された見張り役です。同評議会は六人からなる役員会によって運営されていますが、彼らは牛乳の生産者、牛乳の加工業者、牛乳の流通業者、酪農家向けの備品の製造業者と卸売商です。本拠地はシカゴですが、ニュースを提供する業者と契約を結んで情報を収集し、牛乳に異議を唱える国内の動きを監視しています。

私が牛乳の価値を疑問視する記事を書くたびに、それがボルチモア、フィラデルフィア、ダラス、シラキュース、ランカスターのどの地域の新聞であっても、記事の切り抜きが全米酪農・乳業協議会のシカゴ本部にすぐに届けられます。そして、いつも決まって同評議会からお叱りの手紙が私のもとに送りつけられてくるのです。たいていの場合、同評議会の手紙の文面が当の新聞に掲載され、その中で、私の記事を掲載した新聞社の姿勢を糾弾し、これでもかというほど牛乳の効用を弁護していました。

個人が業界に戦いを挑むことは困難です。長いあいだ政府に保護されてきた業界を相手にする場合はなおさらです。幸い、科学的事実が徐々に表面化しはじめています。酪農業界が自分たちの製品を完全食品だと主張しつづける一方で、「完全」であるはずの成分を調整しているのは、そういった事情によるものです。

国民の牛乳信仰に戦いを挑むとストレスがたまるものです。小児科学と精神医学を専攻するエレン・マッケンジー医師が、その気持ちをうまく要約しています。「牛乳貧血の心理的要因」と題した同医師の文章の一部を抜粋しましょう。

> テレビのコマーシャルでは、「牛乳はみんなに必要です」と主張しています。牛乳というのは、歯がまだ生えていない子牛に適した液体たんぱく質の食料なのですが、「自然が与えてくれるもっとも完全に近い食品」と称賛されてきたので、一部の医師は牛乳がバランスのとれた食事にとって代わる適切な食品だと思い込んでいます。加熱処理をし、成分を均質化した牛乳（もっとも細菌の多い、アレルギー源となる、値段の高い食品の一つ）には、人びとを引きつける魅力があるようです。親は自分がアレルギーや呼吸器疾患や貧血を経験していても、また、医師がそれを警告して

も、多くの家庭では子どもに牛乳を飲ませています。しょせん、何かにつけてカネがものをいう社会です。テレビのディレクターが牛乳貧血について番組の中で言及することは許されません。なんといっても、乳業会社は巨額の広告料を払ってくれるスポンサーなのですから。（引用終わり）

この章のポイント

- 酪農業界はマスメディアを通じて各界の有名人に見当違いのことをいわせて牛乳を宣伝し、牛乳が完全食品であるかのように国民に信じ込ませている。
- 牛乳を称賛する人たちの目的は、消費者に利益をもたらすことではない。
- 乳業各社が「完全」であるはずの成分を調整するようになったのは、牛乳の害に関する科学的事実が徐々に表面化しはじめているからである。
- マスメディアは乳業会社がスポンサーになっているために、牛乳の価値に異議を唱えるような報道をしようとしない。

第9章

牛乳は青少年の精神面に悪影響を及ぼす

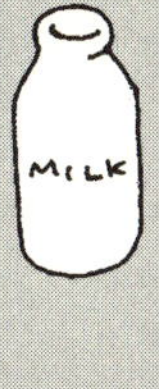

慢性疲労を訴える子どもたち

教師から「お宅のお子さんはかなり疲れていて元気がないようですね。休養を十分にとっていますか？」といわれた親が、子どもを病院に連れて行って検査を受けさせることがよくある。また、「うちの子は注意力がなく暴れるので、私の手には負えません」という母親もいる。そういう子どもたちは学習障害という問題を抱え、先生やクラスメイト、兄弟とうまくやっていけないようだ。

ウイリアム・G・クルック医師
「食物アレルギーとその正体」『北米小児科クリニック』誌（一九七五年二月号）

医師も含めてほとんどの人は、食物アレルギー（薬物アレルギーも同様）というと発疹や呼吸器症状、消化器症状のような典型的な症状だけを思い浮かべます。しかし、アレルギーによっては、おもに性格や感情の変化となって表れる可能性のあること示す証拠がますます多く発表されています。

クルック医師は二〇年以上の経験をもつ小児科医で、食物アレルギーに起因している可能性のある症状を訴える患者を四〇〇〇人以上も診てきました。もっとも問題を引き起こしやすいのは、牛乳、トウモロコシ、砂糖であるとクルック医師は確信していますが、そう確信しているのは彼だけではありません。

症状にはどのようなものがあり、それが食物と関係があることをどうすれば証明できるのでしょうか。

神経性疲労を訴える子どもや大人は、いつも体が弱くて疲労を感じるようです。子どもの場合、遊びを中断して休憩をしたり、かなりの疲労を感じるので授業中に顔を机の上に伏したりしてしまうこともあります。過度の眠気を感じ、無気力になることは日常茶飯事で、とくに午前中は頭がぼうっとしています。夜はぐっすり眠れないらしく、朝になってもなかなか起きられないようです。

花粉症をわずらっている人なら、この感覚が理解できるかもしれません。イギリスのチャールズ・ブラックリー医師は世界に先駆けて一八七三年におこなった一連の実験で、このアレルギー反応の様子を「花粉の吸入がくしゃみという強烈な発作を引き起こし、多量の鼻水が出るために、数時間もすると全身が倦怠感に襲われる」と描写しています。

もちろん、慢性疲労を感じている子どもが全員、食物アレルギーによってこんな反応を示すわけではありません。食物アレルギーが原因であると断定する前に、貧血や感染症、その他の慢性病が原因ではないかと疑うべきでしょう。とはいえ、やはり、これらの重い病気よりも食物アレルギーが原因であることのほうが多いのです。

緊張性疲労症候群

緊張は、食物アレルギーのもう一つの表れです。そういう子どもはいつも動き回っています。しかめつらをしたり、体をねじったり、ジャンプしたりして、とにかくじっと座っていられないのです。たいていの場合、極度にイライラし、絶対に落ち着きません。「緊張性疲労症候群」は食物アレルギーのもっとも一般的な表れですが、それだけというわけではありません。漠然とした再発性の腹痛、反復性の頭痛、筋肉痛、関節痛、さらにはおねしょも食物アレルギーの症状と考えられています。

これらの食物アレルギーに苦しむ多くの子どもたちは、たいてい顔色が悪く、目の下にくまができていて、いつも鼻づまりの状態です。

食物アレルギーが子どもの諸症状を引き起こすだけでなく、成人も食物によって引き起こされる問題に悩まされやすいのです。精神科医のH・L・ニューボルド医師は多くの患者を診察して、不眠や不安、抑《よく》うつが食物によって引き起こされることを突きとめました。大人であれ子どもであれ、これらの症状をもっとも引き起こしやすい食品は牛乳だというのです。

この問題がいかに重大であるかは、クルック医師によって実証されています。学校で多動や学習障害を指摘された四五人の子どもを八か月間にわたって診察したところ、四一人の子どもが食物アレルギーのためにこれらの症状を引き起こしていることがわかったのです。これらの子どもの場合、原因となる食物を取り除いたところ、諸症状は部分的または全面的に緩和されました。

クルック医師は、これらの子どもが平均三種類の食物に対してアレルギー反応を起こすことを突きとめました。四一人の子どものうち、二八人が牛乳アレルギーだったのです。砂糖に対するアレルギーも同じくらいひんぱんにみられました。卵や小麦、トウモロコシに対するアレルギーも同様でした。

緊張や疲労の症状がみられる場合は、食物アレルギーを疑うべきです。顔色が悪かったり鼻づまりをしたりしている場合はとくにそうです。

クルック医師は、アレルギーの原因となっている可能性のある食物を一週間から三週間にわたって除去することを勧めています。もし食物が実際に原因であれば、それを除去すれば、症状は短期間のうちにかなり改善します。しかし、その食物を再び取り入れると、症状が再発します。

最初に除去すべき食物は、牛乳・乳製品、およびそれらを使ったすべての食品と料理です。

この章のポイント

●子どもが落ち着かずに動き回る場合、牛乳が原因であることが多い。

●漠然とした再発性の腹痛、反復性の頭痛、筋肉痛、関節痛、さらにはおねしょも食物アレルギーの症状と考えられている。

●成人であれ子どもであれ、不眠、不安、抑うつをもっとも引き起こしやすい食品は牛乳だと主張する精神科医もいる。

●緊張、疲労、鼻づまりの場合、牛乳・乳製品を食事から除去すると諸症状は短期間のうちに改善する。

第10章

牛乳は完全食品の名に値しない

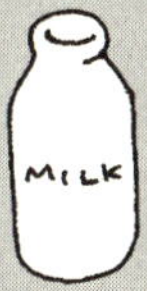

理想的な哺育法のポイント

乳児に適した栄養素を含む液体を生産する技能に関するかぎり、左右一対の乳腺はもっとも学識のある教授の頭脳よりもすぐれている。

オリバー・ウェンデル・ホームズ（米連邦最高裁判所陪席裁判官）

ホームズ裁判官のこの言葉は、彼が活躍した二〇世紀初頭だけでなく現在においてもまったく同じように真理です。しかし、母乳哺育をしたくない、あるいはできない女性はどうすればいいのでしょうか？　また、成人はどうすればいいのでしょうか？　牛乳を飲まないなら、どうすればいいのでしょうか？　この章では、だれでもすぐに利用できる代替品について考えてみましょう。

乳児向けの母乳代替品には大きな問題はありません。前述したとおり、人工ミルクは母乳と違って感染防御能を与えることはできませんが、生後一年以内の乳児に適切な栄養を与えることなら可能です。

どの粉ミルクをとっても、その原料である牛乳の成分がかなり調整されています。自社製品が糖質、たんぱく質、脂質、ミネラルの組成において母乳にできるだけ近づくよう、どのメーカーも工夫を重ねてきたからです。その結果、どの粉ミルクも乳児に適切な栄養を与えられることが実証されています。

粉ミルクにはビタミンと鉄が添加されています。その結果、どのメーカーの製品も乳児の生後一年間の栄養面での必要性を満たしています。母乳を与えられない場合は人工ミルクを与えるといいでしょう。ただし、くり返しになりますが、乳児には牛乳をそのまま与えてはいけません。

粉ミルクのたんぱく質は牛乳のたんぱく質に由来しますが、加工の過程で変性するために、牛乳の害と考えられているアレルギー反応や消化器症状を引き起こしにくくなります。とはいえ、人工ミルクのたんぱく質にアレルギー反応を起こす乳児もいます。その場合は豆乳に切り替えるといいでしょう。豆乳は簡単に入手でき、乳児の発育を十分に促すことが実証されています。しかし、極度なアレルギー体質の乳児は豆乳に対してもアレルギーを起こします。そういう乳児には、たんぱく質をすべてアミノ酸に分解した人工ミルクを与えるといいでしょう。普通の人工ミルクに対してアレルギーを起こす乳児でも、そういう人工ミルクであれば適切な栄養補給ができます。

ほとんどの小児科の栄養士は、乳児に脱脂乳（スキムミルク）を与えることは不適切だと考えています。通常、乳児の場合、摂取エネルギーの三五％から五五％を脂肪の形で摂ります。しかし、脱脂乳を乳児に与えると、脂肪から摂取するエネルギーはかなり少なく、ほとんどのエネルギーを糖質とたんぱく質から摂取することになります。それほど早い時期から脂肪を食事から除去することの長期的な影響について、多くの栄養士は不安を感じているのです。

それに加えて、脱脂乳をおもな栄養源とする乳児は、多量のミネラルを摂取することになりますが、このアンバランスは時として有害ですらあります。乳児の栄養に関する世界的権威であるサミュエル・フォモン博士は、次のように助言しています。

「乳児の体重を管理する際、摂取エネルギーは大幅に減らすのではなく適度に減らすようにすべきだ。摂取エネルギーの七〜一六％はたんぱく質から、三五〜五五％は脂肪から摂るようにするといい。母乳や牛乳（または人工ミルク）がおもなエネルギー源であれば、この食事指針は容易に満たせるが、脱脂乳を与えている場合はこの食事指針を満たすことは不可能に近い」

離乳食は生後五か月か六か月ごろに徐々に導入するようにしてください。たいていの場合、果物とシリアルを最初に与えるようにしましょう。生後六か月から九か月のあいだには、野菜と肉を与えてもかまいません。卵は最後まで与えずにおくのが一番です。卵を導入するなら、生後九か月から一年の時点にしましょう。乳児が満一歳になるころには、必要な栄養素のほとんどは離乳食から摂取できます。牛乳はもう必要ありません。ジュースは早くから与えることができ、液体とエネルギーを糖質の形で摂取できます。

満一歳を過ぎれば人工ミルクの量を減らし、一歳半になるまでにどのような種類の牛乳も飲ませないようにしましょう。

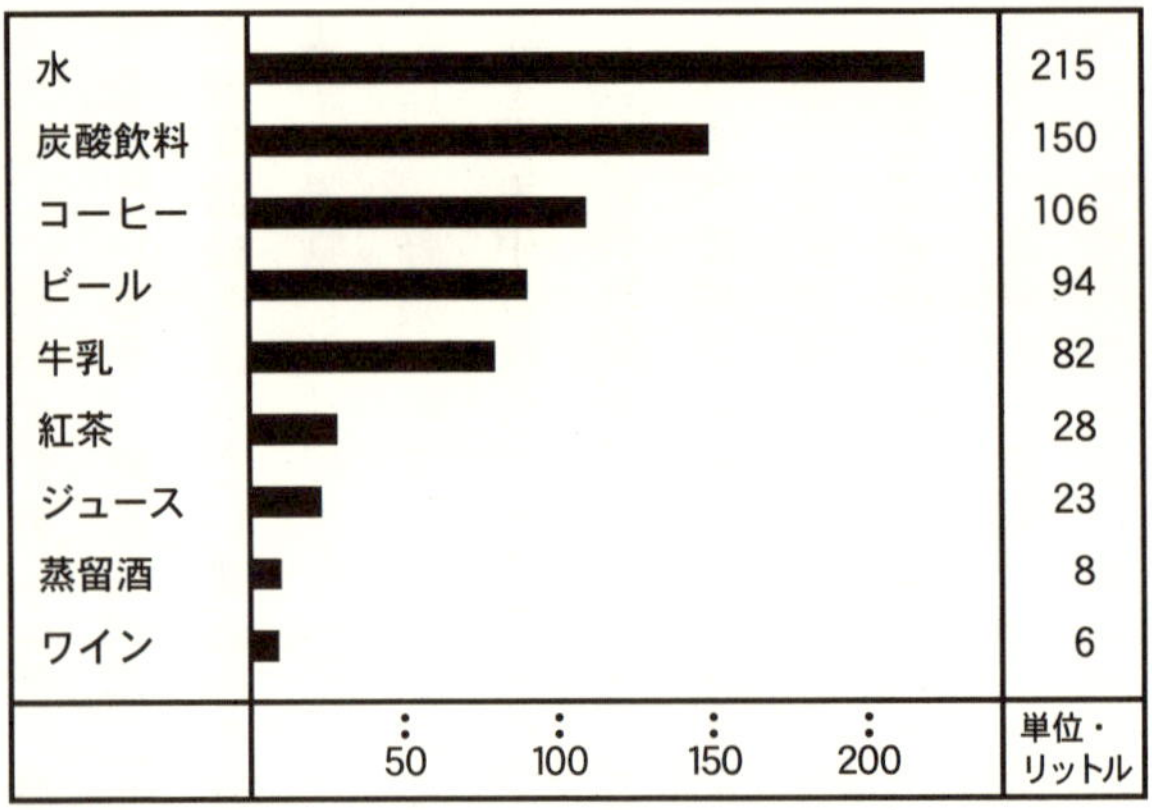

図表6　平均的なアメリカ人の飲料の種類と年間摂取量

乳児期を過ぎた人の場合

　では、それより年長の人たちについてはどうなのでしょうか？　彼らは今、何を飲んでいるのでしょうか？　平均的アメリカ人の統計を次に示します（図表6）。

　これらの数字にざっと目を通すと、アメリカ人は週に平均約四リットル程度の水しか飲んでいないことがわかります。水はもっと飲むべきです。果物のジュースはおいしくて健康にもいいので、もっと飲むべきです。

　では、牛乳・乳製品を断念しきれない人

は、どんな製品を利用すればいいのでしょうか？

一般に、普通の牛乳（全乳）は三・〇％以上の脂質と八・三％以上の無脂乳固形分を含んでいます。無脂乳固形分とは、糖質とたんぱく質のことです。したがって、脂肪分を除去していない普通の牛乳には次の三つの基本成分が含まれていることになります。

①世界中の人びとのほとんどに有害な症状を引き起こす乳糖
②多くの乳幼児にアレルギーを起こす無調整のたんぱく質
③すべての成人にとって気がかりな乳脂肪

もし読者のみなさんが成人で、乳糖不耐症ではなく、牛乳アレルギーを起こさない体質で、乳脂肪の摂取を減らしたいと思っているなら、脱脂乳にするといいでしょう。脱脂乳は脂肪分を〇・五％未満になるまで除去してあります。脂肪分を除去するとビタミンAも取り去られますから、ビタミンAを添加した製品も市場に出回っています。

表示を確認するようにしましょう。

粉乳は脂肪分を残したままか、脂肪分を取り去って脱脂粉乳として市場に出回ります。どちらも、水分のほとんどが除去されています。どちらのタイプの粉乳も牛乳よりはるかに安価です。粉乳の栄養価は牛乳と同等で、牛乳の場合と同じ問題を引き起こします。

ほとんどの人は、粉乳に水を加えて還元したときの風味をいやがります。粉乳を水に溶かして冷蔵庫に二四時間置いてから飲めば、風味の問題はほぼ解決できます。粉乳は値段が安いので風味が多少そこなわれていてもかまわないと考えている人もいます。

無糖練乳は、生乳の水分の約六割を除去してつくられます。無糖練乳の原料は牛乳か脱脂乳で、水を加えて還元するだけで飲むことができます。やはり生乳より安価です。蒸発脱水の過程でたんぱく質が変性するため、乳幼児にとってアレルギーを起こしにくいという利点はあるのですが、糖質と脂質はそのままなので、やはり健康被害を起こすおそれがあります。

加糖練乳は、無糖練乳に砂糖を加えてつくられます。ケーキやクッキーを焼くときに使われるのが普通で、甘みが強いために飲料としてはあまり好まれません。

ヨーグルト（発酵乳）もまた、最近たいへん人気のある乳製品の一つです。中東ではずっと昔から人気がありました。ヨーグルトは脱脂乳か牛乳からつくられますが、原料としては脱脂乳のほうが適しています。脱脂乳に乳酸菌を混ぜて発酵させれば普通ヨーグルトになります。乳糖は発酵の過程でブドウ糖とガラクトースという二つの単糖類に分解されます。乳酸菌が体内での消化酵素の働きを代行する形になるからです。その結果、ヨーグルトとバターミルクに含まれる乳糖が減るために、乳糖不耐症で困っている多くの人にも問題が生じません。

脱脂乳をつくる際に脂肪分を除去することで、牛乳の問題点をもう一つなくすことができます。発酵と培養の過程でたんぱく質が変性するためにアレルギーを起こす可能性が低くなると考えられるからです。したがって、脱脂乳からつくられるヨーグルト（普通ヨーグルト）は、牛乳よりも「完全食品」に近いといえるかもしれません。

牛乳が完全食品の名に値しない理由

乳業各社は自社製品が完全ではないことを徐々に認めつつあります。アメリカ人の食生活があまりにも高脂肪であるという栄養学者たちの警告をしずめるために脱脂乳を導入したのも、その表れです。酪農・乳業界は、たいへん多くの人の消化不良の原因となっている乳糖を分解した加工牛乳（乳糖分解乳）を開発しています。

そのほか、マサチューセッツ工科大学の研究者たちは乳糖不耐症の問題を解決するためにマウスを使った実験をしています。また、別の手法を使って牛乳にラクターゼを加える実験もしています。このラクターゼは酵母菌から得られるもので、ヒトの消化器官では分泌されない酵素を補充することを目的としています。しかし、マウスではうまくいくようですが、ヒトでもうまくいくかどうかは不明です。また、アレルギーを起こす可能性を低くするために、牛乳たんぱく質を分解することも考えられています。

牛乳は将来、どういう扱いを受けることになるでしょうか？　占い用の水晶の玉がないので推測するしかありません。しかし、傾向は明らかです。現在、アメリカの乳児は母乳か成分的に母乳に近づけた人工ミルクを与えられています。一九七一年、生後約六か月の乳児の六八％は牛乳か無糖練乳を与えられていました。わずか一〇年後の一九八一年、生後約六か月の時点で牛乳をそのまま与えられている乳児の割合は一七％にまで激減しています。

成人の状況も変化しつつあります。乳業各社は脱脂乳、低脂肪乳、乳糖分解乳を推奨するようになりました。そのままの牛乳（全乳）の安全性を疑問視する科学的新事実が次々と発表されるようになって、乳業各社は牛乳に与えられていた「完全食品」の地位を放棄する形になったのです。

牛乳は完全食品の名に値しません。乳幼児のアレルギーの原因になり、成人には下痢と胃けいれんを引き起こし、場合によっては心臓発作と脳卒中の危険因子になるおそれすらあるからです。

一般国民が牛乳の害についてしっかりと教育を受けるとき、牛乳を飲むのは子牛だけになるでしょう。牛乳というのは、あくまでも子牛のための食料なのですから。

この章のポイント

●一般に、牛乳には、世界中の人びとのほとんどに有害な症状を引き起こす乳糖、多くの乳幼児にアレルギーを起こすたんぱく質、すべての成人にとって気がかりな乳脂肪の三つが含まれている。

●無糖練乳は、牛乳たんぱく質が変性しているのでアレルギーの問題は起こらないが、糖質と脂質はそのままなので、やはり健康被害が発生するおそれがある。

●お腹がゴロゴロするので牛乳を苦手にしている人でも、ヨーグルトなら乳糖が乳酸菌の働きで分解されているので、少なくとも乳糖不耐症の問題は生じない。

●牛乳は世界中のあらゆる年齢の人びとに健康被害を及ぼすおそれがあるので、完全食品の名に値しない。

巻末付録

牛乳に関する欧米の医学文献

■「小児の食物不耐症と食物アレルギー　六八人の症例の分析」

ミンフォード、マクドナルド、リトルウッド『小児期の病気に関する記録』（アメリカ）

Minford AM, MacDonald A, Littlewood JM, "Food Intolerance and Food Allergy in Children: A Review of 68 Cases," *Archives of Disease in Childhood* (1982 Oct.) 57(10): 742-7.

食物アレルギーをもつ六八人の小児の所見を調べたところ、乳幼児がもっとも影響を受けやすく、一歳になるまでに最初の症状を経験している割合は七九％だった。四八人（七〇％）が消化器症状（嘔吐、下痢、疝《せん》痛、腹痛）を示し、一六人（二四％）が皮膚症状（湿疹、じんましん、血管神経性の浮腫《ふしゅ》、発疹、吹き出物）を示し、四人（六％）がぜいぜい音をたてて呼吸をしている。二一人（三一％）が体調不良におちいっていた。二八人（四一％）については、たった一つの食品がかかわっていて、もっとも多かったのが牛乳であった。四〇人（五九％）が多くの食品に対してアレルギー反応を示したが、とくに卵、牛乳、小麦がもっとも多かった。診断は、特定の食品を除去してから再投与したことの影響にもとづいておこなわれた。多くの子どもは、栄養士の適切な管理のもとで除去食にしたがった。臨床検査は診断の示唆や確定にあまり役立たなかった。

■「食生活とがんの発生率の疫学的因果関係」

コーリア『がんの研究』（アメリカ）

Correa P, "Epideological Correlations between Diet and Cancer Frequency," *Cancer Research* (1981) 41(9, Part2): 3685-3689.

研究機関の住所：Louisiana State Univ. Medical Center New Orleans LA 70112.

食事内容とがんの発生率の国際的な関係を記した文献が検証されている。がんの死亡者数と食生活の最新のデータをもとに因果関係を調査した結果を紹介する。結腸がんと乳がんの死亡率と牛肉、豚肉、卵、牛乳といった動物性食品に含まれている脂肪の一人あたりの総摂取量のあいだには強くて一貫した因果関係がみられる。また、それほどは一貫していないが、前立腺がん、卵巣がん、子宮体がんとのあいだにも強い因果関係が存在する。さらに、ニューオーリンズでの検死の結果、心臓病と結腸がんの前兆となる病変との因果関係が報告されている。牛乳の摂取とアテローム硬化、牛肉の摂取と結腸がんの因果関係がいくつかの研究で示唆されている。野菜の摂取が増えれば結腸がんの発生率が低下することと、摂取した野菜の種類に関係なく、便の量が増えれば結腸がんの発生率が低下することも報告されている。牛肉の摂取過多と野菜の摂取不足が結腸がんを引き起こすという仮説は、疫学調査によって裏づけられている。

これらの食品は、おそらくそれ自体には発がん性はないだろうが、発がん物質が作用しやすい微環境を提供することになる。

■「とくに牛乳アレルギーとのかかわりの中でみた食物アレルギーの進展」

ファウカード『小児科学』(アメリカ)

Foucard T,"Development of Food Allergies with Special Reference to Cow's Milk Allergy," *Pediatrics* (1985 Jan.)75(1 Part2): 177-81.

厳密な基準によれば、牛乳過敏症の発症率は生後二年までの期間でおそらく一〜二％程度である。牛乳によって引き起こされる過敏症にはかなりの幅があるが、乳幼児の場合、二つのおもな群が認識されている。一つの群は、少量の牛乳を飲んだだけで数分から一時間以内に反応を起こす。たいていは消化器症状とじんましんである。これらの子どもはアトピー体質である場合が多く、皮膚の検査やラジオイムノアッセイ検査(ラスト法)で牛乳のアレルゲン(アレルギーの原因となる物質)に対して陽性反応を示す。もう一つの群は、牛乳や人工ミルクを摂取してから一時間かそれ以上経過してから牛乳に対する反応を起こす子どもたちである。これらの反応はたいてい免疫グロブリンEとは関係なく、それ以外の免疫・非免疫のメカニズムがそれらの症状を引き起こしたと考えられる。牛乳過敏症を引き起こすリスクは、乳児のアトピー体質と牛乳を導入する時期に左右されるようである。牛乳を飲む時期が早ければ早いほど、牛乳に対する反応だけでなくほかの食物に対してもアレルギーを起こすリスクが大きくなる。牛乳を早期に導入することが、将来的に呼吸器のアレルギー症状を起こすリスクを大きくする可能性があると示唆されている。離乳のプロセスを迅速にすべきなのか、牛乳アレルギーのリスクを最小限にするために母乳から牛乳へと徐々に移行すべきなのかは、アレルギー専門医のあいだで意見が一致していない。

■「純母乳栄養新生児における牛乳による重度の大腸炎：牛乳アレルギーの症例報告と臨床研究」

ウイルソン、セルフ、ハンブルガー『臨床小児科学』（アメリカ）

Wilson NW, Self TW and Hamburger RN, "Severe Cow's Milk Induced Colitis in an Exclusively Breast-fed Neonate. Case Report and Clinical Review of Cow's Milk Allergy," *Clinical Pediatrics* (Phila) (1990 Feb.)29(2): 77-80.

研究機関の住所：Department of Pediatrics, University of California San Diego, La Jolla 92093.

牛乳が引き起こす好酸性の大腸炎を生後一週間目で起こした症例が報告されているが、これはたいへんまれなケースである。直腸から大量の出血をした生後四日目の女児のヘマトクリット（血液検体のうち血球成分の占める量のパーセンテージ）を調べたところ、入院後八時間以内に三八％から三〇％に低下した。S状結腸鏡検査の結果、大腸の粘膜が赤くて水腫状でもろくなっており、斑点状の出血の形跡が確認された。直腸の生検の結果、顕著な好酸性の浸潤物ができており、多病巣性の出血がみられた。さらに家族歴を調べると、女児は出生後ずっと母乳で育てられていたが、母親は産後ずっと一日にコップ四杯か五杯の牛乳を飲んでいることがわかった。女児の皮膚に針を刺して検査したところ、牛乳たんぱく質が検出された。組織過敏反応の原因となる免疫グロブリンE結合アレルゲンを検出するためのラジオイムノアッセイ検査（ラスト法）をおこなったところ、牛乳たんぱく質に対して陽性反応が出た。女児の血清免疫グロブリンEの値は一・五IU／mlだった。カゼイン加水分解産物を含む特殊な育児用粉乳（製造元：米ミード・ジョンソン）を与えると結腸からの出血は治まり、一週間後の内視鏡検査では紅斑《こうはん》（血管拡張による組織の紅化）が数か所にみられるだけで、症状は改善されていた。女児は母乳だけで育てられていたのだから、母親が摂取した牛乳たんぱく質が抗原性をもったまま母乳に移行したに違いないというのが、われわれの結論である。出生前の過敏状態もおそらく発生していたと考えられる。母乳だけで育てられている新生児の大腸炎の確定診断には、母親が摂取した牛乳によって引き起こされるアレルギー性大腸炎を考慮に入れるべきである。

■「牛乳アレルギー：論評」

ディーマー、ジェラード、スピーア『家庭医学ジャーナル』（アメリカ）
Deamer WC, Gerrard JW, Speer F, "Cow's Milk Allergy: A Critical Review," *Journal of Family Practice* (1979 Aug.) 9(2): 223-32.

ひんぱんに摂取する食品、とくに牛乳は遅発性アレルギーに共通する原因である。牛乳アレルギーの診断が困難をともなう原因は、①皮膚の検査が信頼できない、②牛乳アレルギーの諸症状は発現するのが遅いために、それまでに摂取した食品との因果関係があいまいになる、③そのような諸症状が実際に現れたとき、アレルギーが原因であるかどうかははっきりしないことが多い、④生体に症状を引き起こす抗原は、シャーベットやチーズのように牛乳を連想させない乳製品に含まれているかもしれないことである。一般に考えられていることとは違って、ほとんどの牛乳アレルギー（と食物アレルギー）は免疫グロブリンEと関連しているわけではない。牛乳アレルギーは乳児期に限定されずに年長児や成人にもひんぱんにみられ、そのままアレルギーとして残るという持続性をもっている。牛乳アレルギーは家族性の障害である場合が多いから、医師が患者の家族にその障害を発見するのに役立つ。牛乳を二、三週間試験的に除去して食事指導をすることが、現在では診察の唯一の手順となっている。

■「小児の急性下痢の食事療法：哺育の最適なタイミングおよび適切な人工栄養と混合栄養」

ブラウン『小児科ジャーナル』（アメリカ）

Brown KH, "Dietary Management of Acute Childhood Diarrhea: Optimal Timing of Feeding and Appropriate Use of Milks and Mixed Diets," *Journal of Pediatrics* (1991 Apr.) 118 (4 (Part 2)): S92-8.

研究機関の住所：Department of Nutrition, University of California Davis 95616.

最近おこなわれたいくつかの臨床試験で、哺育の最適なタイミングと小児の急性下痢の食事療法の適切な食品が調べられた。研究対象となる食事の構成、結果の測定方法、栄養状態の評価に関する重要な方法論が論じられている。人工栄養だけで育てられた少数の群ではあまりにも高い割合で問題が発生したが、得られたデータをもとに判断するかぎり、下痢の際にも哺育を継続したほうがよいと考えられる。それらの子どもは注意深く管理されるか、人工栄養以外の栄養法で育てられるべきである。それに対して母乳か豆乳、およびその両方で育てられた子どもたちは、一般にアレルギーを起こすことなく、継続的な哺育によって栄養を摂取できる。

■「乳児期における牛乳アレルギーと低アレルゲンの粉ミルク」

クラインマン『小児科学ジャーナル』（アメリカ）

Kleinman RE, "Cow Milk Allergy in Infancy and Hypoallergenic Formulas," *Journal of Pediatrics* (1992 Nov.) 121(5 Part2): S116-21.

研究機関の住所：Combined Program in Pediatric Gastroenterology and Nutrition Harvard Medical School, Massachusetts General Hospital Boston 02114.

二〇世紀のほとんどにわたって、牛乳アレルギー児を治療するために、さまざまな哺育法が試みられてきた。過去半世紀のあいだ、動物性たんぱく質か植物性たんぱく質に由来する数種類の人工ミルクが「低アレルゲン」とよばれてきた。しかし、過敏症やほかの深刻な反応を引き起こすおそれがあるため、低アレルゲンとよばれている人工ミルクは厳密な臨床試験で検査されるべきである。そのような人工ミルクは二重盲検法による比較対照試験で、牛乳アレルギー児の九割にアレルギーの兆候や症状を引き起こしてはならないことが最低条件である。「低アレルゲン」という表現の一般的な定義を信じている臨床家と親たちは、牛乳アレルギー児がそのような「低アレルゲン」の人工ミルクを与えられたときにどれほどのリスクにさらされるかを理解することになるであろう。

■「牛乳は健康に危険を及ぼすか?」

オスキー『小児科学』(アメリカ)

Oski FA, "Is Bovine Milk a Health Hazard?" *Pediatrics* (1985 Jan.) 75(1 Part2): 182-6.

牛乳は胃腸のごく微量な出血や鉄欠乏性貧血、牛乳アレルギーを引き起こすおそれがあることから、生後一年間は乳児に与えるべきではない。また、生後一年を過ぎてからはアテローム硬化や小児の再発性の腹痛、白内障、牛乳由来の感染症、未成年の非行を含むさまざまな障害にかかわっている可能性があることから、牛乳飲用の習慣はやめさせるべきである。

■「牛乳を含む食事が小児の下痢の激しさと期間に与える影響」

レンブケ、ブラウン『小児科学 補足』(アメリカ)

Lembcke JL and Brown KH, "Effect of Milk-Containing Diets on the Severity and Duration of Childhood Diarrhea," *Acta Paediatrica Suppliment* (1992 Sep.) 381: 87-92.

研究機関の住所：Department of Nutrition, University of California Davis 95616-8669.

ヒトとほかの哺乳動物の乳汁組成の違いは、小児の下痢の激しさと期間と栄養に異なる影響を及ぼす可能性がある。にもかかわらず、臨床試験から得られる経験的なデータは、牛乳を含む特定の食事に対する子どもの反応を評価するうえで有効である。牛乳に対する反応を左右する要因として、その由来、量、食事の頻度、加工の種類、いっしょに食べる食品、腸の感染症の種類と激しさ、子どもの体質がある。母乳栄養児は哺育を継続してもあまり激しい下痢をしないが、人工栄養児は、母乳栄養児や乳糖を制限した人工ミルク、牛乳とシリアルを与えられた乳児よりも重い病気にかかりやすい。牛乳を発酵させれば、乳糖の消化不良の度合いを抑えることが可能だが、小児の急性下痢に対するヨーグルトの効用については、さらに多くの情報が必要である。

■「健康な一歳児の貧血と鉄分貯蔵の涸渇」

ラフエンテ・メサンザ、オヘンバレナ・マルチネス、サシエタ・アルツナ、ピナン・フランセス、ウレタ・ドローラ、ロンバルデロ・ヒメネス『小児科学紀要』（スペイン）

Lafuente Mesanza P, Ojembarrena Martinez E, Sasieta Altuna M, Pinan Frances MA, Urreta Dolora MJ, Lombardero Jimenez JL, "[Anemia and Depletion of Iron Reserves in Healthy 12-month-old Infants] Anemia y

Deplección de Depósitos de Hierro en Lactantes Sanos de 12 Meses de Edad," *Anales Españoles de Pediatría* (1992 Jul.)37(1): 24-8 (Published in Spanish).

研究機関の住所：Centro de Salud de Erandio, Desanexion Vizcaya.

ビスカヤにある二か所の保健センターに入院している生後一年になる二八七人の乳児を対象に、貧血の発症率と鉄の貯蔵の減少の度合いを調べるための研究がおこなわれた。身体計測と臨床的所見、食生活、家族の社会的経済的な地位が考慮に入れられた。臨床検査の項目は、ヘマトクリット、ヘモグロビン、赤血球の数、血清中の鉄分、トランスフェリン（鉄輸送たんぱくとして作用する）、鉄の飽和率、血清中のフェリチンだった。貧血は全体の九・三％にみられ、六・九％が鉄欠乏性貧血におちいっていた。鉄分貯蔵の減少は一二・四％にみられた。未熟児、社会経済的地位、鉄の少ない人工ミルクを与えられた乳児、牛乳の早期導入、生後一二か月の時点での体重が、貧血と深くかかわっていた。しかし、生後一年間の感染症の発症数はあまり関係がなかった。定期的な集団検診の必要性があり、ハイリスク集団の乳児に対しては鉄の補給が推奨されている。

■「糖尿病における食事因子」

ビトラネン、アロ『医学紀要』（フィンランド）

Vitanen SM and Aro A, "Dietary Factors in the Aetiology of Diabetes," *Annals of Medicine* (1994 Dec.) 26(6):469-78.

研究機関の住所：Department of Applied Chemistry and Microbiology University of Helsinki Finland.

インシュリン依存性糖尿病（1型糖尿病）とインシュリン非依存性糖尿病（2型糖尿病）の進展には、かなり異なる栄養に関する因子が影響を与える。1型糖尿病の特徴は、ベータ細胞に対する進行性の破壊で、完全なインシュリン不足をきたす。診察の時点でベータ細胞の八割から九割が破壊されていた。子どもについては、亜硝酸塩とニトロ化合物の大量摂取、牛乳の早期導入、母乳哺育の期間の短縮または欠落が1型糖尿病のリスクを高めるという疫学的証拠がある。実験動物を使ったいくつかの研究は、牛乳と大豆のたんぱく質が糖尿病を誘発している可能性があることを示唆している。最近では、フリーラジカル（活性酸素）、とくにナイアシンと天然および合成の抗酸化物質が1型糖尿病を引き起こす作用に関心が寄せられている。動物とヒトを使ったこれらの生態学的な研究による発見は、乳幼児期、小児期、そして最終的には成人の試験によって今後の評価を待っている段階である。2型糖尿病の特徴はインシュリン抵抗性であり、高血糖と糖尿病が発現した際にインシュリンの分泌が低下することによって問題が複雑になる。糖尿病の発現前の進展は潜行性であり、はっきりわかっていない。したがって、発現した糖尿病の代謝制御に影響を与えるのと同じ複数の因子が、糖尿病の発現前の進展にも影響を与えるという直接的な証拠はほとんどない。肥満、とくに腹部の肥満は、2型糖尿病を発症する人たちに共通する現象である。したがって、適切な食事と運動による体重管理が2型糖尿病の予防にもっとも効果的な方策であると考えられる。高脂肪食（飽和脂肪酸の摂取過多）がインシュリン抵抗性、肥満、2型糖尿病のリスクの増大に関連しているようであり、食物繊維を多く含む炭水化物中心の食事がブドウ糖不耐症と糖尿病を予防するようである。

■「ヒトの栄養における牛乳の栄養面と心理面での影響」

リー、ロレンツ『食物科学と栄養学の批評』（アメリカ）

Lee VA, Lorenz K,"The Nutritional and Physiological Impact of Milk in Human Nutrition," *CRC Critical Revieus in Food Science and Nutrition* (1978) 11(1): 41-116.

エネルギー、良質のたんぱく質、カルシウム、リボフラビン（ビタミンB_2とG）の重要な源としての牛乳の栄養価は、長年にわたって認められてきた。しかし最近になって、アメリカと途上国での牛乳の飲用と推奨が疑問視されている。この批評は、乳製品の栄養素の組成、牛乳組成の可変性の要因、牛乳の加工・保存・品質管理、牛乳中の汚染物質（ミネラル、放射性核種、抗生物質、微生物とその代謝産物、除草剤、殺虫剤）を検証している。牛乳の消費パターンと、とくに子どもについての栄養価の根拠が提出されている。牛乳飲用の習慣はアテローム硬化や牛乳アレルギー、乳糖不耐症、貧血、歯の問題などの病気や症状と関連している。アメリカを含む先進国の人びとに対する最近の食事指針は、牛乳飲用の習慣に影響を与えるであろう。それに加えて、おもに牛乳を中心にしているアメリカと途上国の食生活が批判されている。牛乳にともなう困難を相殺するような新しい種類のミルクの開発が、現在、求められている。

■「乳糖とヒトの白内障：概観」

クーエ、ジャン、デブリ『アメリカ栄養学会ジャーナル』

Couet C, Jan P, Debry G,"Lactose and Cataract in Humans: A Review,"*Journal of the American College of Nutrition* (1991 Feb.) 10(1): 79-86.

研究機関の住所：Clinique Medicale A Hopital, Bretonneau Tours France.

乳糖と白内障の関係が、現時点で入手できる生化学的・代謝学的・疫学的なデータをもとに検証されている。同型接合酵素の欠損という例外的な場合を除いて、断片的なデータをもとに判断するかぎり、白内障が乳糖とガラクトースの摂取に関連しているというリスクが一部の人びとにあると考えられる。これらの人びとの規模は不明であるが、ガラクトースの代謝経路で酵素が部分的に欠損していること、成人になってからも空腸におけるラクターゼ活性が高いこと、普通の乳糖か吸収しやすい乳糖（加水分解されたものかヨーグルトに含まれているもの）を何度も摂取することが原因となって、眼球の水晶体が高ガラクトース血症の間欠性の発現にさらされるおそれがある。

■「牛乳たんぱく質過敏性腸症候群」

ハルムズ『小児科の臨床医学』（ドイツ）

Harms HK, "[Cow's Milk Protein Sensitive Enteropathy] Die Kuhmilcheiweissabhangige Darmkrankheit des Jungen Sauglings, eine Form der Kuhmilchproteinintoleranz," *Klinische Padiatrie* (1982 Nov.-Dec.) 194(6): 375-80 (Published in German).

牛乳たんぱく質過敏性腸症候群の特徴は次の四つである。①この病気におかされる乳児の大多数は人工栄養児であり、たとえ母乳で育てられている場合でも哺乳期間はほんの数日だけである。さらなるリスクとして、発育不良、腸疾患の進行、ダウン症候群、新生児の腹式手術がある。②全体の半数が人工ミルクを与えると最初の二週間は病気になる。おもな症状は、粘液を含んだ水様性下痢、嘔吐、腹部膨満感、皮膚の蒼白、急激な体重減少である。③小腸の粘膜がさまざまな程度の炎症と絨毛《じゅうもう》萎縮を示す。血便は大腸の異常を意味する。④つねに一過性で、たいていの場合、持続期間は一年以下である。不適切な治療は、長期にわたる激しい下痢や難治性下痢症候群につながる。安易に豆乳に切り替えればいいというものではない。大豆たんぱく質に対する二次性の不耐症が頻発するからである。生後一か月間は母乳だけで育てるのが、牛乳たんぱく質過敏性腸症候群の最善の予防法である。

■「牛乳とアテローム硬化」

ランク『医学の仮説』（アメリカ）

Rank P, "Milk and Arteriosclerosis," *Medical Hypotheses* (1986 Jul.) 20(3): 317-38.

牛乳の摂取は動脈硬化と関係がある。牛乳の摂取と動脈硬化による心臓病とのあいだに存在するのではないかと以前から疑われてきた密接な因果関係が、近年の画期的な研究によって確認された。動脈硬化が青緑病原菌によって引き起こされる慢性の感染症であり、牛乳がそれらの汚染物質である有機体を運搬する媒体になっているという近ごろ発表された奇抜な仮説が裏づけられる形となった。食事と牛乳が動脈硬化の発症に関与しているという修正主義的な見解が発表されている。牛乳の摂取を動脈硬化と関連づける以前からの仮説と低温殺菌法の技術の進歩が論じられ、今回の感染症理論と融合されている。

■「牛乳たんぱく質不耐症とその臨床的・病原的な側面」

シュテルン『小児科学月報』(ドイツ)

Stern M, "[Cow's Milk Protein Intolerance: Clinical and Pathogenic Aspects (Author's Transl)] Kuhmilchproteinintoleranz-Klinik und Pathogenese," *Monatsschrift fur Kinderheilkunde* (1981 Jan.) 129(1): 18-26 (Published in German).

牛乳たんぱく質不耐症は、乳児期における一過性の食物アレルギーである。牛乳たんぱく質の摂取がさまざまな程度の腸疾患を引き起こす。臨床的な発現としてはおもに消化器症状であるが、皮膚症状や呼吸器症状がこれに加わる。症状には三種類があることがわかっている。急性アナフィラキシー型反応、慢性の軽度の形態、慢性の重度の形態である。とくに三つ目は乳児期における長期間にわたる重度の下痢で、現実の問題としてたいへん重要である。牛乳たんぱく質に対する臨床的・形態的な反応を考慮に入れたうえでの診察の手順が求められる。一過性の食物たんぱく質不耐症という概念が提唱されているが、これは小児脂肪便症（セリアック病）におけるグルテン（小麦たんぱく質の主体）に対する永続的な不耐症とは区別されなければならない。牛乳たんぱく質不耐症は、原因となる物質を除去すれば予後は順調である。この病気の予防には母乳栄養が効果的であると考えられる。

■「未熟児に対する母乳哺育」

ウォーカー『周産期と健全な授乳に関する臨床的諸問題（アメリカ産婦人科学会）』

Walker M, "Breastfeeding the Premature Infant," *NAACOGS Clinical Issues in Perinatal Womens Health Nursing* (1992) 3(4): 620-33.

未熟児を母乳で育てることは可能であり望ましいことである。未熟児は、人工ミルクでは不可能な恩恵を母乳から受けることができる。母乳の組成が脳の成長と発達、急性期とその後の小児期における免疫に関連して栄養学的に分析されている。診療活動における母乳哺育の推奨、搾乳、母乳哺育の準備、乳児を乳房につけること、計画の実施に関する情報が提供されている。

訳者あとがき

私たち現代人は、牛乳を毎日飲むことが健康の増進につながると信じて疑いません。けれども、それは大変な思い違いである、と著者のフランク・オスキー博士は警告しています。人間が牛の乳を飲むことは自然の摂理に反する生活習慣であり、それが災いして人体にさまざまな障害が発生するおそれがあるというのです。

戦後、日本では「たんぱく質が足りないよ」「牛乳は栄養の王様」といったスローガンのもと、国民はこぞって肉と牛乳・乳製品の摂取に励んできました。最近ではその反省から、専門家が「食生活の欧米化にともなって、高脂血症や心筋梗塞、脳卒中、がんなどの生活習慣病が増加している」と指摘するのですが、食生活の欧米化の象徴ともいうべき牛乳・乳製品を勧めているのが現状です。重大な論理矛盾を犯していることは明らかですが、その原因は二つあると考えられます。一つは、一九五四年の「酪農振興法」の公布以来、約半世紀にわたり産官学が連携して乳業の育成に取り組んできたこと。もう一つは、海外の重要な健康情報が日本にあまり入ってこないことです。

本書は一九九六年の増補版の翻訳ですが、原著は一九八三年の初版の刊行以来、アメリカではロングセラーとなっています。この間、アメリカでは「予防は治療にまさる」という意識が強くなり、専門家はもとより健康への関心が高い人びとのあいだでは、牛乳・乳製品による健康被害はタバコの害とならんで今や常識になっています。

オスキー博士は本書の中で、宣伝とは裏腹に牛乳のカルシウムは吸収率が低いため、野菜などの他の食品のほうがカルシウム源として好ましいと述べています。なるほど、牛は草が土の中から吸い上げたカルシウムを摂取しているのですから、人間も野菜などの植物が土の中から吸い上げたカルシウムを摂取するほうが合理的というわけです。日本人は悠久の昔から文明開化にいたるまで牛乳・乳製品とほぼ無縁の生活を連綿と営んできましたが、先祖代々そうやってカルシウムを上手に摂取していたのか、と浅学非才の訳者は目からうろこが落ちる思いです。

テレビや新聞とくらべれば、本は数千分の一か数万分の一程度の影響力しかない小さな媒体です。しかし、広告料や受信料を受け取っていないからこそ、関連業界に気がねすることなく客観的な立場で重要な健康情報を提供できるという長所があると愚考します。読者の皆様一人ひとりが最終的な判断をされる際に、本書の情報が参考になれば幸いです。

平成一五年四月

訳者しるす

※表記上のお断り

牛乳のたんぱく質と脂質は、人乳（母乳）のたんぱく質と脂質とはそれぞれアミノ酸と脂肪酸の構成が異なるため、専門的には「牛乳たんぱく質」「牛乳脂肪」という用語が使われますが、本書では巻末の医学文献を除いて「牛乳のたんぱく質」「乳脂肪」という一般的な用語で統一しました。

原著者略歴

フランク・オスキー（*Frank A. Oski, M.D.*）

医学博士。スワスモア大学を卒業後、1958年、ペンシルベニア大学で医学博士号を取得。小児科の研修医としてペンシルベニア大学付属病院に勤務。ハーバード大学特別研究員としてボストン小児病院で血液学を研究。1963年、ペンシルベニア大学医学部小児科准学士。その後、ニューヨーク州立大学医学部教授を経て、1985年、ジョンズ・ホプキンス大学医学部の小児科部長と小児センター所長に就任。小児科学術研究協会会長。アメリカ小児科協会、アメリカ臨床研究協会、全米医学研究所、全米科学アカデミーの会員。

約290本の論文を執筆。*Hematologic Problems of the Newborn*（『新生児の血液学的諸問題』）、*Hematology of Infancy and Childhood*（『乳幼児と年長児の血液学』）、*The Whole Pediatrician Catalog*（『小児科学大全』）、*Principles and Practice of Pediatrics*（『小児科の原理と実践』）など、約20冊の教科書の執筆と編集を担当。

Pediatric Research（『小児科学研究』）、*Pediatrics in Review*（『小児科学概論』）、*Advances in Pediatrics*（『小児科の進歩』）の編集委員。1976年から1991年まで*The Year Book of Pediatrics*（『小児科学年鑑』）の共著者。その後、*Contemporary Pediatrics*（『現代小児科学』）の創刊と編集にたずさわる。

ミード・ジョンソン小児科研究優秀賞（1972年）、聖ゲム小児科指導賞（1990年）、アメリカ小児科学会ロス・ティーチング賞（1990年）、ペンシルベニア大学医学部優秀卒業生賞（1990年）、メリーランド州年間最優秀小児科医賞（1990年）、ニューヨーク州立大学名誉博士号（1991年）。

引用・参考文献

序章

Committee on Nutrition, “American Academy of Pediatrics: Should Milk Drinking by Children Be Discouraged?” *Pediatrics*, 53:576, 1974.

Floch, M.H., “Whither Bovine Milk? “*Amer. J. Clin., Nutr.*, 22:214, 1969.

“The Weaning of America,” *Eastwest Journal*, June, 1980, p.27.

“There's a Fly in the Milk Bottle,” *Medical World News*, May 17, 1974, p.30.

第1章

Bart RG, Levine MD and Watkins JB, “Recurrent Abdominal Pain of Childhood Due to Lactose Intolerance,” *N Engl J Med*, 300:1449, 1979.

Bayles TM and Huang S, “Recurrent Abdominal Pain Due to Milk and Lactose Intolerance in School Aged Children,” *Pediatrics*, 47:1029, 1971.

Bayles TM, *et al.*,“Lactose and Mild Intolerance: Clinical Implications,” *N Engl J Med*, 292:1156, 1975.

Graham GG, “Protein Advisory Group's Recommendation Deplored,” *Pediatrics*, 55:295, 1975.

Liebman WM, “Recurrent Abdominal Pin in Children: Lactose and Sucrose Intolerance, a Prospective Study,” *Pediatrics*,64:43, 1979.

Paige DM, *et al.*, “Lactose Malabsorption and Milk Rejection in Negro Children,” *John Hopkins Med J*, 129:163, 1971.

Simoons FJ, Johnson JD and Kretchmer N, “Perspective on Milk-Drinking and Malabsorption of Lactose,” *Pediatrics*, 59:98, 1977.

第2章

Baggett D, Jr., Personal Communication.

Bahna SL and Heiner DC, *Allergies to Milk*, New York, Grune and Stratton, 1980（小林登監訳『牛乳アレルギー』西村書店, 1989年）.

Deling B, *et al.*, “Hypersensitivity to Foods in Steroid-dependent Nephrosis,” *Clin Res*, 74A, 1975.

Gerrard JW, Mackenzie JWA, Goluboff N, *et al.*, “Cow's Milk Allergy: Prevalence and Manifestations in an Unselected Series of Newborns,” *Acta Paediatr Scand, Supplement*, 234, 1973.

Gryboski JD, “Gastrointestinal Milk Allergy in Infants,” *Pediatrics*, 40:354, 1967.

第3章

Brody JE, “Eating Less May Be the Key to Living Beyond 100 Years,” *New York Times*, Cl, Tuesday, June 8, 1982.

Blumenthal S, *et al.*, “Risk Factors for Coronary Artery Disease in Children of Affected Famlies,” *J Pediatr*, 87:1187, 1975.

Diet Nutrition and Cancer, National Academy Press, 1982.

Gilmore CP, “The Real Villain in Heart Disease,”
New York Times Magazine, March 25, 1973, p.31.

Miettinen M, *et al.*, "Effect of Cholesterol Lowering Diet on Mortality from Coronary Heart Disease and Other Causes," *Lancet*, 2:835, 1972.

Osborn GR, "Atherosclerosis and Infant Feeding Practices," *Coli Int Centre Nat Scient*, 169:93, 1968.

Tsang RC and Glueck CJ, "Atherosclerosis: A Pediatric Perspective," *Curr Prob in Pediatr*, 9:No.3, 1979.

第4章

Barness L, "Developmental Nutrition: Fat. Children are Different," No.5 Ross Laboratories.

Committee on Nutrition, "American Academy of Pediatrics: Breast Feeding," *Pediatrics*, 62:591, 1978.

Cunningham AS, "Morbidity in Breast-fed and Artificially-fed Infants," *J Pediatr,* 90:726, 1977.

Fomon SJ, *Infant Nutrition*, Philadelphia, WB Saunders Company, 1975. Gerard JW, "Breast-Feeding-Second Thoughts," *Pediatrics*, 54:757, 1974.

Jelliffe DB and Jelliffe EFP, "Human Milk, Nutrition, and the World Resource Crisis," *Science*, 188:557, 1975.

Lepage P, Munyazaki C and Hennart P, "Breastfeeding and Hospital Mortality in Children in Ruanda," *Lancet*, 2:409, 1981.

Marguiles L, "Baby Formula Abroad: Exporting Infant Malnutrition," *Christianity and Crisis*, November 10, 1975, p.264.

Martinez GA and Dodd DA, "1981 Milk Feeding Patterns in the United States during the First Twelve Months of Life," *Pediatrics*, 1982.

Ross CA and Dawes EA, "Resistance of the Breast-fed Infant to Gastroenteritis," *Lancet*, 1:994, 1954.

第5章

Walker ARP, "The Human Requirement of Calcium: Should Low Intakes Be Supplemented?" *Amer J Clin Nutr*, 25:518, 1972.

第6章

"Milk: Could It Taste Better? Could It Cost Less?" *Consumer Reports*, June, 1982.

"Milk: Why Is the Quality So Low?" *Consumer Reports*, January, 1974, p.70.

第7章

Agranoff BW and Goldberg D, "Diet and the Geographical Distribution of Multiple Sclerosis," *Lancet*, 2:1061, 1974.

Ferrer JF, Kenyon SJ and Gupta P, "Milk of Dairy Cows Frequently Contains a Leukomogenic Virus," *Science*, 213:1014, 1981.

Schauss AG and Simonson CE, "A Critical Analysis of the Diets of Chronic Juvenile Offenders," *J Ortho Psych*, 8:149, 1979.

第8章

Mackenzie E, "Psychologic Factors in Milk Anemia," *Amer Family Physician*, 7:80, 1973.

第9章

Crook WG, “Food Allergy. The Great Masquerader,”
Pediatr Clin No Amer, 22:277, 1975.

Speer F, “The Allergic Tension-fatigue Syndrome,”
Pediatr Clin No Amer, 1: 1029, m 1954.

第10章

“Utilization of Milk Components by the Food Industry,”
Dairy Council Digest, 48:No.5, 1977.

訳者紹介

神戸大学卒業．翻訳家．
『医者が患者をだますとき』『医者が患者をだますとき 女性篇』『それでも医者にお産をまかせますか？』（いずれも草思社），『自然の恵み健康法』（春秋社）など，医療・健康に関する訳書多数．

牛乳には危険がいっぱい？

2003年 4 月24日 発行

訳　者　弓場《ゆみば》　隆《たかし》
発行者　高橋　宏

〒103-8345
発行所　東京都中央区日本橋本石町1-2-1　東洋経済新報社
電話　編集03(3246)5661・販売03(3246)5467　振替00130-5-6518
印刷・製本　日経印刷

Printed in Japan　ISBN 4-492-04191-5　http://www.toyokeizai.co.jp/